临床实用护理学理论新进展

谢绘玲　朱明秋　徐国英　张　峰　李　琳　编　著

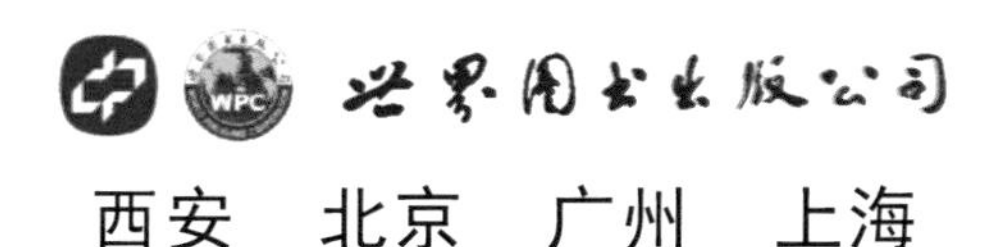

西安　北京　广州　上海

图书在版编目（CIP）数据

临床实用护理学理论新进展/谢绘玲等编著.—西安：世界图书出版西安有限公司，2021.7
ISBN 978-7-5192-8829-7

Ⅰ.①临… Ⅱ.①谢… Ⅲ.①护理学 Ⅳ.①R47

中国版本图书馆CIP数据核字（2021）第155543号

书　　名	临床实用护理学理论新进展 LINCHUANG SHIYONG HULIXUE LILUN XINJINZHAN
编　　著	谢绘玲　朱明秋　徐国英　张　峰　李　琳
责任编辑	杨　莉
装帧设计	济南睿诚文化发展有限公司
出版发行	世界图书出版西安有限公司
地　　址	西安市锦业路1号都市之门C座
邮　　编	710065
电　　话	029-87214941　029-87233647（市场营销部） 029-87234767（总编室）
经　　销	全国各地新华书店
印　　刷	山东麦德森文化传媒有限公司
开　　本	787mm×1092mm　1/16
印　　张	12.75
字　　数	220千字
版次印次	2021年7月第1版　2021年7月第1次印刷
国际书号	ISBN 978-7-5192-8829-7
定　　价	98.00元

编委会

BIAN WEI HUI

◎主　编

谢绘玲　朱明秋　徐国英　张　峰
李　琳

◎副主编

姬冬玲　郑　雅　吕　艳　聂　娟
冯　梅　甘　泉　任彩霞　梁　敏

◎编　委（按姓氏笔画排序）

王　娜　王彩霞　甘　泉　冯　梅
吕　艳　朱明秋　乔兰英　任彩霞
牟飞飞　李　琳　李彦妮　张　峰
罗美丽　庞艳英　郑　雅　赵　沛
聂　娟　徐国英　姬冬玲　梁　敏
谢绘玲

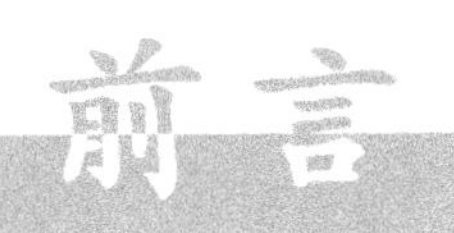

FOREWORD

近年来，护理学无论在基础理论研究方面，还是在临床实践方面，都已取得了长足的进展。随着生活水平的提高，人们对护理的质量要求越来越高，医务工作者必须不断学习新知识，掌握新技术，才能提高护理质量，缓解医患矛盾，促进社会和谐。编者参考大量国内外文献资料，结合国内临床实际情况，编写了《临床实用护理学理论新进展》。

本书的编者具有丰富的临床经验和深厚的理论功底，以整体护理观为指导，以护理程序为主线的思路，主要针对临床常见病、多发病的实用护理进行编撰，涉及循环系统常见病护理、消化系统常见病护理、呼吸系统常见病护理、神经系统常见病护理、泌尿系统常见病护理、内分泌系统常见病护理。本书内容丰富、重点突出、层次分明、语言简练，紧密结合临床，注重培养护士科学的临床思维、工作方法及综合应用学科知识正确处理临床疾病的能力。本书可以作为医学院校学生学习之用，也能为护理工作者处理相关问题提供参考。

本书的编写工作是全体编委共同辛勤劳动和集体智慧的结晶，在编写过程中，尽管我们做了积极的努力，但水平和能力所限，难免有疏漏与错误之处，真诚希望广大护理工作者在学习与应用中给予批评指正！

《临床实用护理学理论新进展》编委会

2021年2月

目录

CONTENTS

第一章　循环系统常见病护理 ……………………………………………… (1)
第一节　原发性高血压 ……………………………………………… (1)
第二节　心脏瓣膜病 ……………………………………………… (5)
第三节　感染性心内膜炎 ……………………………………………… (9)
第四节　心绞痛 ……………………………………………… (12)
第二章　消化系统常见病护理 ……………………………………………… (15)
第一节　消化道出血 ……………………………………………… (15)
第二节　消化性溃疡 ……………………………………………… (20)
第三节　胆石症 ……………………………………………… (25)
第四节　阑尾炎 ……………………………………………… (38)
第三章　呼吸系统常见病护理 ……………………………………………… (44)
第一节　支气管哮喘 ……………………………………………… (44)
第二节　肺炎 ……………………………………………… (48)
第三节　慢性阻塞性肺疾病 ……………………………………………… (55)
第四节　肺动脉高压 ……………………………………………… (59)
第五节　肺栓塞 ……………………………………………… (71)
第六节　呼吸衰竭 ……………………………………………… (82)
第七节　肺癌 ……………………………………………… (89)
第四章　神经系统常见病护理 ……………………………………………… (120)
第一节　急性脊髓炎 ……………………………………………… (120)

第二节　脑梗死 …………………………………………………………… (124)
第三节　脑出血 …………………………………………………………… (128)
第五章　泌尿系统常见病护理 …………………………………………… (133)
第一节　尿潴留 …………………………………………………………… (133)
第二节　肾小球疾病 ……………………………………………………… (138)
第三节　肾病综合征 ……………………………………………………… (143)
第四节　慢性肾衰竭 ……………………………………………………… (148)
第五节　上尿路结石 ……………………………………………………… (153)
第六节　下尿路结石 ……………………………………………………… (164)
第六章　内分泌系统常见病护理 ………………………………………… (171)
第一节　甲状腺功能亢进症 ……………………………………………… (171)
第二节　甲状腺功能减退症 ……………………………………………… (175)
第三节　肾上腺皮质增多症 ……………………………………………… (179)
第四节　肾上腺皮质减退症 ……………………………………………… (182)
第五节　糖尿病 …………………………………………………………… (186)
参考文献 ………………………………………………………………… (194)

第一章　循环系统常见病护理

第一节　原发性高血压

一、定义

原发性高血压是以血压升高为主要临床表现，伴或不伴有多种心血管危险因素的综合征。

二、疾病相关知识

（一）流行病学特征

高血压是多种心、脑血管疾病的重要病因和危险因素，影响重要脏器，如心、脑、肾的结构与功能，最终导致这些器官的功能衰竭。

（二）临床表现

大多起病缓慢、渐进，常见症状有头晕、头痛、颈项板紧、疲劳、心悸等，呈轻度持续性，多数可自行缓解，紧张或劳累后加重。也可出现视力模糊、鼻出血等较重症状。

（三）治疗

治疗目标是使血压降至正常范围。非药物治疗包括合理膳食、减轻体重、适当运动、保持健康心态及戒烟。药物治疗包括五大类：利尿剂、血管紧张素转化酶抑制剂、β受体阻滞剂、钙通道阻滞剂、血管紧张素Ⅱ受体拮抗剂。

（四）预后

原发性高血压属慢性病，发展缓慢，如得到合理正确的治疗，一般预后良好，否则易发生靶器官损害。一旦发生高血压脑病或恶性高血压，则预后差，死亡原因以脑血管病常见，其次为心力衰竭和肾衰竭。

三、专科评估与观察要点

（一）血压波动

理想血压为<120/80 mmHg；正常血压为<130/85 mmHg；正常高值为130～139/85～89 mmHg；>140/90 mmHg为高血压。

（二）高血压诊断明确后，危险度分层

分为低危、中危、高危和极高危，分别表示10年内发生心脑血管事件的概率为<15%、15%～20%、20%～30%和>30%。

（三）并存临床疾病

心脏、脑、肾脏、血管病变。

四、护理问题

（一）疼痛

头痛与血压升高有关。

（二）有受伤的危险

其与头晕、视力模糊、意识改变或发生直立性低血压有关。

（三）潜在并发症

潜在并发症为高血压急症。

五、护理措施

（一）一般护理

(1)执行内科一般护理常规。

(2)高血压初期可适当休息，保证足够睡眠，安排合适的运动，如散步、打太极拳等，不宜剧烈运动。

(3)保持病室安静，避免环境嘈杂。指导患者避免脑力过度兴奋，保持稳定的心态。

(4)避免潜在的危险，如迅速改变体位、活动场所光线暗、室内有障碍物、地面光滑等，必要时加用床挡。

（二）饮食护理

(1)减轻体重：尽量将体重指数(BMI)控制在<24 kg/m^2。体重降低对改善

胰岛素抵抗、糖尿病、高脂血症和左心室肥厚均有益。

(2)减少钠盐摄入:每天食盐量不超过 6 g。

(3)补充钙和钾盐:多食新鲜蔬菜、牛奶可补充钙和钾。

(4)减少脂肪摄入:膳食中脂肪量应控制在总热量的 25%以下。

(5)限制饮酒。

(三)用药护理

1.血压控制目标值

目前一般主张血压控制目标值应<140/90 mmHg。对于老年收缩期高血压患者,收缩压控制在 150 mmHg 以下,如果能耐受可降至 140 mmHg。

2.降压药物应用原则

降压药物应用原则包括:①小剂量开始,逐步增加剂量。②优先选择长效制剂。③联合用药,以增加降压效果,减少不良反应。④个体化:根据患者具体情况和耐受性等,选择适合患者的降压药。

3.用药指导

用药指导包括:①告知有关降压药的名称、剂量、用法、作用及不良反应,嘱患者按时按量服药。②不能擅自突然停药,经治疗血压得到满意控制后,可逐渐减少剂量。如果突然停药,可导致血压突然升高,冠心病患者突然停用β受体阻滞剂可诱发心绞痛、心肌梗死等。③强调长期药物治疗的重要性,用降压药物使血压降至理想水平后,应继续服用维持量,以保持血压相对稳定。

4.观察药物不良反应

遵医嘱给予降压药物治疗,测量用药前后的血压以判断疗效,并观察药物的不良反应。如使用噻嗪类和袢利尿剂时应注意补钾,防止低钾血症;使用β受体阻滞剂时应注意患者心率,是否有心动过缓;钙通道阻滞剂硝苯地平有头痛、面色潮红、下肢水肿等不良反应,地尔硫䓬可致负性肌力作用和心动过缓;血管紧张素转化酶抑制剂可引起刺激性干咳及血管性水肿等不良反应。

(四)并发症护理

高血压急症是指原发性或继发性高血压患者,在某些诱因作用下,血压突然和明显升高(一般超过 180/120 mmHg),并伴有进行性心、脑、肾等重要靶器官功能不全的表现。

(1)避免诱因:指导患者遵医嘱服用降压药物,不可擅自增减药量,更不可突然停服,以免血压突然急剧升高。同时指导患者避免情绪激动,避免过劳和寒冷刺激。

（2）高血压急症时患者绝对卧床休息，抬高床头，避免一切不良刺激和不必要的活动。稳定患者情绪，必要时用镇静剂。保持呼吸道通畅，吸氧。迅速建立静脉通路，遵医嘱尽早应用降压药物，用药过程注意监测血压变化，避免出现血压骤降，初始阶段血压控制的目标为平均动脉压的降低幅度不超过治疗前水平的25%，在其后2～6小时将血压降至安全水平，一般为160/100 mmHg。如果临床情况稳定，在之后的24～48小时逐渐降低血压至正常水平，特别是应用硝普钠和硝酸甘油时，应严格遵医嘱控制滴速，密切观察药物的不良反应。

（3）遵医嘱监测血压，一旦发现血压急剧升高、剧烈头痛、呕吐、大汗、视力模糊、面色及意识改变、肢体运动障碍等症状，立即通知医师。

（五）病情观察

（1）血压及症状监测：观察患者血压改变，必要时进行动态血压监测。评估患者头痛、头晕的程度、持续时间，是否伴有眼花、耳鸣、恶心、呕吐等症状。

（2）严密观察有无呼吸困难、咳嗽、咳泡沫痰、突然胸骨后疼痛等心脏受损的表现；观察头痛性质、精神状态、视力、语言能力、肢体活动障碍等急性脑血管疾病的表现；观察有无尿量变化、有无水肿以及肾功能检查结果是否异常，以便及早发现肾衰竭。

（3）防止低血压反应，避免受伤。①定时测量患者的血压并做好记录，患者有头晕、眼花、耳鸣、视力模糊等症状时，应嘱患者卧床休息，协助其如厕或活动，防止意外发生。②告诉患者直立性低血压的表现为乏力、头晕、心悸、出汗、恶心、呕吐等，在联合用药、服首剂药物或加量时应特别注意。③指导患者改变体位时动作宜缓慢，以防发生急性低血压反应。④避免用过热的水洗澡或蒸气浴，防止周围血管扩张导致晕厥。

（六）健康指导

1.疾病知识指导

让患者了解控制血压的重要性和终身治疗的必要性。教会患者正确测量血压的方法，指导患者调整心态，避免情绪激动，以免诱发血压增高。

2.指导患者正确服用药物

强调长期药物治疗的重要性。告知有关降压药物的名称、剂量、用法、作用及不良反应，并提供书面材料。指导患者不能擅自突然停药，经治疗血压得到满意控制后，可以逐渐减少剂量。

3.合理安排运动量

根据患者年龄和血压水平选择适宜的运动方式，运动强度因人而异，常用的运动强度指标为运动时最大心率达到170减去年龄，运动频率一般每周3～5次，每次持续30～60分钟。注意劳逸结合，运动强度、时间和频率以不出现不适反应为度，避免竞技性和力量性运动。

4.定期复诊

根据患者的总危险分层及血压水平决定复诊时间。

第二节　心脏瓣膜病

一、定义

心脏瓣膜病是指由于炎症、缺血坏死、退行性改变等原因引起单个或多个瓣膜的功能或结构异常，导致瓣口狭窄和(或)关闭不全。

二、疾病相关知识

(一)流行病学特征

风湿性瓣膜病多发于20～40岁，女性多于男性。二尖瓣最常受累，约占70%。

(二)临床表现

呼吸困难、咳嗽、咯血。重度二尖瓣狭窄患者常有“二尖瓣面容”。并发症以心房颤动最常见，晚期常并发心力衰竭，甚至急性肺水肿。

(三)治疗

抗感染、强心、利尿药物治疗，必要时外科行换瓣术。

(四)预后

各种风湿性心脏瓣膜病病程长短不一，有的可长期处于代偿期而无明显症状，有的则病情进展迅速，最常见的死亡原因是心力衰竭。手术治疗可显著提高患者的生活质量和存活率。

三、专科评估与观察要点

(1)呼吸困难：多先有劳力性呼吸困难，随狭窄加重，出现夜间阵发性呼吸困难和端坐呼吸。

(2)注意有无咳嗽、咯血、声音嘶哑、吞咽困难等症状，血性痰或血丝痰，急性肺水肿时咳大量粉红色泡沫痰。

(3)心力衰竭、心律失常等并发症的观察。

(4)栓塞：20%的患者可发生体循环栓塞，脑动脉栓塞最多见。

(5)自理能力：急性期由于心功能差，自理能力受限，应协助患者进行生活护理。

四、护理问题

(一)体温过高

其与风湿活动、并发感染有关。

(二)潜在并发症

潜在并发症为心力衰竭、栓塞。

(三)有感染的危险

其与机体抵抗力下降有关。

(四)无能性家庭应对

其与家属长期照顾患者导致体力、精神、经济负担过重有关。

(五)焦虑

其与担心预后、工作、生活与前途有关。

五、护理措施

(一)术前护理

(1)改善循环功能，防止心力衰竭：部分瓣膜病患者心功能较差，应注意防止心力衰竭，可适当限制患者活动量；给予吸氧；限制液体入量；遵医嘱给予强心、利尿、补钾药物和血管扩张药物，并观察药物效果和有无不良反应的发生。

(2)预防感染：采取严格措施预防上呼吸道和肺部感染。

(3)改善营养状况，提高机体抵抗力。

(4)注意患者安全，防止颅脑外伤：评估患者易跌倒的危险因素：高龄、长期卧床、应用镇静安眠药、扩血管药、降压药，有晕厥史、心绞痛史、糖尿病病史等；对患者做好宣教，加强巡视，嘱家属陪同。

(二)术后护理

1.改善心功能和维持循环功能稳定

(1)严密监测心功能情况。

(2)遵医嘱给予强心、利尿和补钾药物,观察药物作用和有无不良反应发生。

(3)控制输液量和输液速度。

(4)维持有效循环血量,术后24小时液体基本负平衡。

(5)心脏瓣膜病患者易发生各种心律失常,应加强观察和护理。

2.呼吸道管理

部分患者术前反复肺部感染,术后应注意加强呼吸道管理;部分患者术前并发肺动脉高压者。

3.抗凝治疗的护理

遵医嘱于术后24～48小时开始给予华法林抗凝,并监测凝血酶原时间活动度INR,根据INR调整华法林用量,维持INR在2.0～2.5,房颤患者应适当增加抗凝强度。

4.维持电解质平衡

瓣膜病患者因术前长期营养不良、应用利尿剂和术后尿多等原因,术后易发生电解质紊乱,故应严密监测血清离子情况并及时调整离子浓度,维持术后血清钾在4～5 mmol/L,补钾同时适当补镁。

(三)并发症的观察与护理

1.出血

(1)观察:密切观察引流液的量和性质,有无心脏压塞,有无皮肤和黏膜出血,有无脑出血等。

(2)护理:定期复查凝血情况,遵医嘱减少或暂停抗凝药,必要时给予维生素K肌内注射,并给予对症处理。如引流液较多,遵医嘱给予止血药物,必要时根据活化部分凝血酶时间(APTT)给予鱼精蛋白,并补充成分血。若引流量持续2小时超过4 mL/(kg·h),伴引流液鲜红、有较多的凝血块、血压下降、脉搏增快、患者躁动和出冷汗等低血容量的表现,考虑有活动性出血,及时通知医师,做好再次开胸止血的准备。

2.动脉栓塞

(1)观察:患者是否出现脑及四肢动脉栓塞表现。

(2)护理:定期复查凝血情况,遵医嘱增加抗凝药剂量。

3.瓣周漏

(1)观察:患者有无血流动力学持续不稳定、突发急性肺水肿、心力衰竭、进行性加重和血尿等表现。

(2)处理:确诊后尽快二次手术。

4.机械瓣膜失灵

(1)观察:患者有无一过性或持续性意识丧失、晕厥、发绀和呼吸困难等。

(2)护理:如确认机械瓣膜失灵,立即叩击心前区并心肺复苏,同时准备急诊手术。

(四)健康教育

1.预防感染

注意个人和家庭卫生;注意天气变化,预防呼吸道感染;如出现皮肤感染、外伤感染、牙周炎、感冒等,应及时治疗,以防止感染性心内膜炎。

2.饮食指导

患者宜进食高蛋白、丰富维生素、低脂肪的易消化饮食,少食多餐。

3.休息与活动

出院后注意休息,术后3~6个月可根据自身耐受程度,适当进行户外活动。为促进胸骨愈合,应避免做牵拉胸骨的动作,如举重、抱重物等。每天做上肢水平上抬练习,避免肩部僵硬。

4.遵医嘱服药

按医嘱准确服用强心、利尿、补钾及抗凝药物。

5.抗凝剂用药指导

(1)服药时间和剂量:生物瓣抗凝3~6个月,机械瓣终身抗凝。严格按照医嘱用药,不能擅自增加或减少剂量。术后半年内,每月复查凝血情况,遵医嘱调整用药剂量,更换机械瓣患者半年后可每6个月复查1次。

(2)预防抗凝过量:苯巴比妥、阿司匹林、双嘧达莫、吲哚美辛等药物能增加抗凝作用,用药时需咨询医师;如患者出现牙龈出血,口腔黏膜、鼻腔出血,皮肤青紫、瘀斑、出血、血尿等表现,或头晕、头痛、呕吐、意识障碍、运动、语言障碍等脑出血表现,应及时就诊并做相应处理。

(3)预防抗凝不足:维生素K等止血药能降低抗凝作用,用药时需咨询医师;少吃或不吃富含维生素K的食物,如菠菜、白菜、菜花、胡萝卜、西红柿、蛋、猪肝等,以免降低药物的抗凝作用;如出现四肢活动障碍、皮肤厥冷、疼痛、皮肤苍白等动脉栓塞表现,或晕厥、偏瘫等脑栓塞表现,应及时就诊并做相应处理。

(4)及时咨询:如需要做其他手术,应咨询医师,术后36～72小时重新开始抗凝治疗。

6.婚姻与妊娠

术后不妨碍结婚和性生活,但应该在术后1～2年心功能完全恢复为宜。女性患者婚后一般应避孕,如坚持生育,应详细咨询医师取得保健指导。

7.定期复查与随诊

出院后按期复查超声心动图、心电图、X线胸片和凝血功能、水电解质情况,如出院后出现心悸、呼吸困难、发绀、尿少、水肿等症状,应及时就诊。

第三节　感染性心内膜炎

一、定义

感染性心内膜疾病指因细菌、真菌和其他微生物直接感染而产生心脏瓣膜或心室壁内膜的炎症。

二、疾病相关知识

(一)流行病学特征

临床表现早期不典型,有些症状和体征在病程晚期才出现。有75%～85%患者血培养阳性。血培养阳性是诊断本病的最直接的证据。

(二)临床表现

发热、心脏杂音、贫血、栓塞、脾大和血培养阳性等。

(三)治疗

血培养后尽早使用杀菌性抗生素,大剂量长疗程静脉用药为主,一般用药4周或4周以上。首选药物为青霉素。内科治疗病情稳定半年后可考虑手术治疗。

(四)预后

预后取决于病原菌对抗生素的敏感性、治疗是否及时、瓣膜损害程度、病前心肾功能状况,以及患者年龄、手术时机与治疗条件和并发症的严重程度。未治疗的急性患者几乎均在4周内死亡，亚急性者的自然病史一般≥6个月。死亡原因为心力衰竭、肾衰竭、栓塞、细菌性动脉瘤破裂或严重感染。大多数患者可获得细菌学治疗，但近期和远期病死率仍较高，治愈后的5年存活率仅为60％～70％，10％的患者在治疗后数月或数年内再次发病。

三、专科评估与观察要点

(1)严密观察体温变化并记录。

(2)观察心功能情况。

(3)并发症观察：心力衰竭、动脉栓塞。

四、护理问题

(一)体温过高

其与感染有关。

(二)潜在并发症

潜在并发症为栓塞、心力衰竭。

(三)急性意识障碍

其与脑血管栓塞有关。

五、护理措施

(一)一般护理

(1)执行一般内科护理常规。

(2)卧位与休息：保证充足的睡眠。存在巨大赘生物者必须绝对卧床休息，防止赘生物脱落。保证室内空气新鲜，温度适宜，减少探视，避免感染。

(二)饮食护理

应以补充高蛋白、高热量、高维生素、易消化的食物为主，鼓励患者多饮水，如患者有心力衰竭的征象，应低钠饮食，限制水分，做好口腔护理。

(三)用药护理

感染性心内膜炎治愈的关键在于清除赘生物中的病原微生物。抗感染治疗原则是：①早期应用，在连续送3～5次血培养后即可开始治疗；②足量应用杀菌剂，联合应用2种具有协同作用的抗菌药物，大剂量，需要高于一般常用量，使感染部位达到有效浓度；③静脉给药，保持高而稳定的血药浓度；④长疗程，一般4～6周，人工瓣膜心内膜炎需6～8周或更长，以降低复发率；⑤病原微生物不明时，急性者选用针对金黄色葡萄球菌、链球菌和革兰氏阴性杆菌均有效的广谱抗生素，亚急性者选用针对大多数链球菌的抗生素；⑥已分离出病原微生物时，根据病原菌对药物的敏感程度选择抗微生物药物。抗菌药物应根据药代动力学给药，大剂量应用青霉素等药物时，宜分次静脉滴注，避免高剂量给药可能引起的中枢神经系统毒性反应。密切观察患者用药后有无不良反应，并及时处理。因长期使用大量抗生素可能带来真菌感染，应注意口腔护理，退热剂和抗生素对胃肠道有刺激，可能会出现恶心、呕吐、食欲减退等不良反应。

（四）并发症护理

栓塞的护理：了解超声心动图的情况，心腔内可见巨大赘生物的患者，应绝对卧床休息，协助生活护理，观察有无栓塞征象，重点观察瞳孔、神志、肢体活动及皮肤温度等。如发现有肺栓塞、肾栓塞、脑血管栓塞、肢体血管栓塞征象时立即通知医师。

（五）病情观察

（1）监测生命体征变化，每 4～6 小时监测体温 1 次，监测热型并记录。

（2）观察患者有无栓塞征象，观察瞳孔、意识、呼吸、肢体活动及皮肤温度等，同时观察有无气急、发绀、胸痛、腹痛、腰痛、血尿等。

（3）观察心脏有无新杂音出现或原有杂音发生改变；监测心功能情况，注意有无心力衰竭。

（4）观察有无药物过敏。

（六）健康指导

（1）教会患者自我监测体温，注意有无栓塞表现。

（2）居住环境要避免潮湿、阴暗等不良条件，注意防寒保暖，预防感冒，避免到人多的公共场所。

（3）饮食规律，营养均衡，多食富含蛋白、维生素、纤维素的清淡饮食，心力衰竭时低盐饮食，保持大便通畅。

（4）注意劳逸结合，适当锻炼，提高机体抵抗力，避免诱发因素。

（5）保持口腔和皮肤清洁，减少感染。

（6）按医嘱服药，定期复诊。

第四节　心绞痛

一、定义

心绞痛是冠状动脉供血不足，心肌急剧的、暂时的缺血与缺氧所引起的临床综合征。

二、疾病相关知识

(一)流行病学特征

常发生于劳力负荷增加时，可放射性疼痛，持续数分钟，休息或用硝酸酯制剂后缓解。

(二)临床表现

阵发性胸骨后压榨性疼痛，可放射至心前区与左上肢，逐渐加重，有明显诱因，3～5 分钟消失，经休息或含口服硝酸酯制剂后可缓解。心绞痛发作时还会有面色苍白、出冷汗、心率增快、血压升高。

(三)治疗

发作时应立即休息；含服硝酸酯制剂。缓解期尽量避免各种诱发因素如过度劳累、情绪激动。药物治疗可选用硝酸酯制剂、β 受体阻滞剂、钙通道阻滞剂。对符合适应证的患者可行经皮腔内冠状动脉成形术(PTCA)及冠状动脉内支架置入术。不适合介入的应根据病情选择做冠脉搭桥术。

(四)预后

大多数心绞痛患者发病后仍能从事一般性体力工作，且能存活很多年。部分心绞痛患者有发生心肌梗死或猝死的危险，尤其是不稳定型心绞痛患者。控制冠心病进展的重要方面是防治冠状动脉粥样硬化。

三、专科评估与观察要点

(一)疼痛

疼痛为压迫、发闷、紧缩、烧灼感，但不尖锐。

(二)诱因

体力劳动、情绪激动、饱餐、寒冷、吸烟、心动过速、休克。

（三）部位

胸骨体中段或上段之后，可波及心前区，界限不清楚。

（四）持续时间

常逐渐加重，3～5分钟消失，可数天或数周发作一次，也可一天内多次发作。

（五）服药后缓解状况

是否缓解，或仍有加重。

四、护理问题

（一）疼痛、胸痛

其与心肌缺血、缺氧有关。

（二）活动无耐力

其与心肌氧的供需失调有关。

（三）潜在并发症

潜在并发症为心肌梗死。

（四）焦虑

其与心绞痛反复频繁发作有关。

五、护理措施

（一）休息

心绞痛发作时立即停止正在进行的活动，休息片刻；必要时卧床休息。

（二）吸氧

持续低流量吸氧，氧流量1～2 L/min，改善心肌缺氧状态。

（三）心电监护

观察心率、心律、血压的变化并详细记录；观察患者发作时心电变化及有无面色苍白、大汗、恶心、呕吐等症状。

（四）用药护理

心绞痛发作时给予舌下含服硝酸酯制剂，用药后注意胸痛变化，必要时重复使用。观察可能出现的不良反应。

(五)制定活动计划

缓解期不需卧床休息,不稳定型心绞痛发作时可卧床休息。制订合理的活动计划,鼓励正常的工作与生活。适当运动有利于侧支循环建立,改善心肌缺血缺氧,提高生活质量。

(六)健康指导

(1)改变生活方式:合理膳食,控制体重,适当运动,戒烟,减轻精神压力。

(2)避免诱发因素:合理安排日常活动。

(3)病情自我监测指导:教会患者发作时的缓解方法。

(4)坚持服用药物:随身携带保存在深色密封玻璃瓶内的硝酸甘油类药物,以备急用。

(5)定期门诊复查。

第二章　消化系统常见病护理

第一节　消化道出血

一、定义

消化道以屈氏韧带为界，其以上的消化道出血称为上消化道出血，包括食管、胃十二指肠、胰腺、胆道疾病，以及胃、空肠吻合术后的空肠病变出血。

二、疾病相关知识

（一）流行病学特征

国外资料显示，上消化道出血的患者约占年均总住院人数的0.1%，其病死率接近10%。国内目前尚无相关资料。

（二）临床表现

临床表现主要取决于病变性质、出血量及出血速度。

1.呕血与黑便

呕血与黑便是该病的特征性表现。上消化道出血后均有黑便。呕血多呈咖啡渣样，如出血量大时，则为鲜红或有血块。黑便呈柏油样，出血量大时可呈暗红或鲜红。

2.失血性周围循环衰竭

患者出现头晕、心悸、乏力、出汗、口渴、晕厥等，严重者呈休克状态。

3.发热

一般不超过38.5 ℃，可持续3～5天。

4.氮质血症

一般一次出血后数小时血尿素氮开始上升，24～28小时达高峰，大多不超过 14.3 mmol/L，3～4 天后降至正常。

5.贫血及血常规变化

出血早期可无明显变化，急性大量出血后均有失血性贫血，血红蛋白浓度、红细胞计数等均下降，但白细胞计数升高。

（三）治疗

1.一般治疗

卧床休息；记录血压、脉搏、出血量与每小时尿量；观察神色和肢体皮肤是冷湿或温暖；保持患者呼吸道通畅，避免呕血时引起窒息；保持静脉通畅并测定中心静脉压；大量出血者宜禁饮食，少量出血者可适当进流质饮食。

2.补充血容量

当血红蛋白低于 7 g/dL 或血细胞比容低于 25%时，应立即输入足够量的全血。对肝硬化门脉高压的患者要提防因输血而增加门静脉压力激发再出血的可能性。

3.上消化道大量出血的止血处理

胃内降温，口服止血剂，抑制胃酸分泌和保护胃黏膜，内镜直视下止血，外科手术治疗。

（四）康复

（1）遵医嘱绝对卧床休息，禁饮食对疾病恢复很重要。

（2）放松心情，减少恐惧，紧张，焦虑有助于疾病恢复。

（3）认识导致本次大出血的原因及原发病的基础知识，避免诱发。

（五）预后

多数患者经治疗可止血或自然停止出血，15%～20%的患者持续或反复出血。

三、观察要点

（一）生命体征

有无体温升高（一般不超过 38.5 ℃），注意有无周围循环衰竭症状，烦躁不安、意识不清、面色苍白、四肢湿冷，脉搏细速、血压下降幅度＞15 mmHg，尿量减少，必要时测中心静脉压。

（二）观察出血量

正确估计出血量，成人每天出血量为 5～10 mL 大便潜血阳性；50～100 mL

出现黑便，250～300 mL 引起呕血，短时间内出血量超过 1000 mL 则出现失血性周围循环衰竭。

(三)观察皮肤、口唇和甲床色泽

定期复查红细胞、血红蛋白、血细胞比容与血尿素氮。

(四)观察出血

出血是否停止或再出血，观察大便和呕吐物的性质、颜色、量。以下情况提示出血未停止或再出血。

(1)黑便持续存在或次数增多、大便稀薄，甚至变成暗红色伴肠鸣音活跃。

(2)反复呕血甚至呕血转为红色或胃管抽吸液持续血性。

(3)经补充血容量后周围循环衰竭未改善或暂时好转后又恶化。

四、护理问题

(一)潜在并发症

血容量不足。

(二)活动无耐力

活动无耐力与失血性周围循环衰竭有关。

(三)恐惧

恐惧与消化道出血时对健康的威胁有关。

五、护理措施

(一)一般护理

(1)执行内科一般护理常规。

(2)卧位与休息：上消化道大出血时患者取平卧位并将下肢略抬高，以保证脑部供血。呕吐时头偏向一侧，避免呕血误入呼吸道引起窒息；必要时负压吸引清除气道内的分泌物，保持呼吸道通畅。给予氧气吸入。

(二)饮食护理

急性大出血伴恶心、呕吐者应禁食，少量出血无呕吐者，可进食温凉、清淡的流质，这对消化性溃疡患者尤为重要，因进食可减少胃收缩运动并可中和胃酸，促进溃疡愈合。出血停止后改为营养丰富、易消化、无刺激性半流质、软食，少量多餐，细嚼慢咽，逐步过渡到正常饮食。

(三)用药护理

立即建立静脉通路,遵医嘱补充血容量,给予止血、抑制胃酸分泌等药物,观察药物疗效和不良反应。严格遵医嘱用药,熟练掌握所用药物的药理作用、注意事项及不良反应,如滴注垂体后叶素止血时速度不宜过快,以免引起腹痛、心律失常和诱发心肌梗死等,遵医嘱补钾、输血及其他血液制品。肝病患者禁用吗啡、巴比妥类药物;宜输入新鲜血,因库存血中含氨量高,易诱发肝性脑病。

1.非曲张静脉上消化道大量出血

(1)抑制胃酸分泌药:对消化性溃疡和急性胃黏膜损伤引起的出血,临床常用 H_2受体拮抗剂或质子泵抑制剂,以提高和保持胃内较高的 pH,有利于血小板聚集及血浆凝血功能所诱导的止血过程,常用药物及用法有西咪替丁 200～400 mg,每 6 小时 1 次,雷尼替丁 50 mg,每 6 小时 1 次;法莫替丁 20 mg,每 12 小时 1 次;奥美拉唑 40 mg,每 12 小时 1 次。急性出血期均为静脉给药。

(2)内镜直视下止血:局部喷洒 5%Monsell 液(碱式硫酸铁溶液),其止血机制在于可使局部胃壁痉挛,出血周围血管发生收缩,并有促使血液凝固的作用,从而达到止血目的。内镜直视下高频电灼血管止血适用于持续性出血者。由于电凝止血不易精确凝固出血点,对出血面直接接触可引起暂时性出血。近年已广泛开展内镜下激光治疗,使组织蛋白凝固,小血管收缩闭合,立即起到机械性血管闭塞或血管内血栓形成的作用。

2.食管胃底静脉曲张破裂出血

(1)血管升压素:为常用药物。其作用机制是使内脏血管收缩,从而减少门静脉血流量,降低门静脉及其侧支循环的压力以控制食管胃底静脉曲张出血。

(2)生长抑素。①药理机制:具有收缩内脏血管、降低门脉压力、减少胃肠道血流量的作用,同时又能抑制基础的及刺激后的胃酸分泌,抑制胃蛋白酶和胃泌素的释放,刺激胃黏液分泌。②不良反应:少数病例用药后出现恶心、眩晕、面部潮红。当注射速度超过每分钟 0.05 mg 时,患者会出现恶心和呕吐现象。③注意事项:由于本品抑制胰岛素及胰高血糖素的分泌,在治疗初期会导致血糖水平短暂的下降;胰岛素依赖型糖尿病患者使用本品后,每隔 3～4 小时应测试 1 次血糖浓度,同时给药时,尽可能避免使用葡萄糖,必要的情况应同时使用胰岛素;本品半衰期极短,应注意滴注过程中不能中断,若中断超过 5 分钟,应重新注射首剂,必要时,可通过输液泵给药;本品必须在医师指导下使用。

(四)并发症护理

消化道出血是常见的临床急症,急性大量出血的病死率约为 10%,因此应密切观察患者病情变化,预防血容量不足的发生。

1.病情观察

观察患者精神和意识状态变化,同时观察患者周围循环状态,尤其是患者的心率、血压情况,动态关注患者24小时出入量、血常规等化验指标结果,及时监测患者出血情况,做好配合医师抢救的准备。

2.护理

护理包括:①遵医嘱及时补充血容量,迅速建立静脉通路;②做好口腔护理,每天1~2次,减少口腔中的血腥味,增加患者的舒适感;③做好皮肤清洁,保持床单位的干燥、整洁。经常更换体位,避免皮肤局部受压。

(五)病情观察

(1)严密监护生命体征:特别注意观察有无心率加快、心律失常、脉搏细弱、血压降低、脉压变小、呼吸困难、体温不升或发热。

(2)精神和意识状态:有无精神疲倦、烦躁不安、嗜睡、表情淡漠、意识不清甚至昏迷。评估呕血或黑便的量及性状,准确判断活动性出血情况。

(3)观察皮肤和甲床色泽,肢体温暖或是湿冷,周围静脉特别是颈静脉充盈情况。

(4)准确记录24小时出入量,疑有休克时留置导尿管,测每小时尿量,应保持尿量>30 mL/h。

(5)观察呕吐物和大便的性质、颜色及量。

(6)定期复查红细胞计数、血细胞比容、血红蛋白、网织红细胞比例、血尿素氮、大便潜血,以了解贫血程度、出血是否停止。

(7)监测血清电解质和血气分析的变化;急性大出血时,经由呕吐物、鼻胃管抽吸和腹泻,可丢失大量水分和电解质,应注意维持水电解质、酸碱平衡。

(8)积极做好有关抢救准备,如建立有效的静脉输液通道,立即配血、药物止血、气囊压迫止血、内镜治疗、介入治疗、手术治疗等。

(9)安抚患者及家属,给予心理支持,减轻恐惧,稳定情绪。及时清理一切血迹和胃肠引流物,避免恶性刺激。

(六)健康指导

(1)向患者讲解引发本病的相关因素,预防复发。

(2)指导患者合理饮食、活动和休息,避免诱因。

(3)遵医嘱服药,避免服用阿司匹林、吲哚美辛、激素类药物。

(4)指导患者及家属观察呕血和黑便的量、性状和次数，掌握有无继续出血的征象。一旦出现反复呕血并呈现红色，或出现黑便次数增多、粪质稀薄或呈暗红色，应考虑再出血，立即就医。

(5)出院后，定期复查。

第二节　消化性溃疡

一、定义

消化性溃疡主要是指发生在胃和十二指肠的慢性溃疡，即胃溃疡和十二指肠溃疡。

二、疾病相关知识

(一)流行病学特征

该病为全球性常见病，可发生于任何年龄，胃溃疡好发于青壮年，十二指肠溃疡多见于中老年。发作有季节性，秋冬、冬春之交好发。与幽门螺旋杆菌感染和非甾体抗炎药(阿司匹林、吲哚美辛等)的使用有关。

(二)临床表现

典型临床表现主要特点是慢性、周期性、节律性上腹痛。部分患者常以消化道出血、急性穿孔为其首发症状。

1.腹痛

(1)慢性经过：多数患者病程已长达几年，十几年或更长时间。

(2)周期性：除 10%～15%患者第一次发作外不再复发，大多数患者反复发作，发作期与缓解期交替出现，反映了溃疡急性活动期、愈合期、瘢痕期的周期反复过程。

(3)节律性：消化性溃疡与胃酸刺激有关，临床上疼痛与饮食之间具有典型规律的节律性。胃溃疡疼痛多在餐后 1 小时内出现，持续 1～2 小时渐消失，直到下次进餐后重复上述节律；十二指肠溃疡疼痛多在餐后 2～3 小时发作，直至下次进餐或服制酸剂后完全缓解，具有夜间痛的特点。

(4)疼痛部位：胃溃疡疼痛多位于剑下正中或偏左；十二指肠溃疡疼痛部位

多在腹正中或偏右。

2.其他症状

其他症状常有嗳气、反酸、胸骨后烧灼感、恶心、呕吐、失眠等。

(三)治疗

1.一般治疗

工作劳逸结合，避免过度劳累和精神紧张，戒烟酒。停用或慎用损伤胃黏膜的非甾体抗炎药如阿司匹林、吲哚美辛等。

2.药物治疗

质子泵抑制剂，常用的有奥美拉唑、埃索美拉唑、兰索拉唑。抗菌药物的应用，为根除幽门螺旋杆菌，常采取三联疗法(质子泵抑制剂＋两种抗生素)或四联疗法(质子泵抑制剂＋两种抗生素＋胃黏膜保护剂)。

3.手术治疗

消化道出血严重经内科治疗无效的顽固性溃疡及胃溃疡有癌变者应予手术治疗。

(四)康复

(1)主动与医师配合并按医嘱用药。

(2)心情开朗乐观，注意精神情绪，避免发怒或忧郁；注意休息，生活规律，劳逸结合，勿暴饮暴食及进食刺激性药物、食物，避免各种诱发因素。

(3)建立病案卡，定期复查。

(五)预后

本病是一种良性慢性过程，预后良好，但易复发，十二指肠溃疡复发率比胃溃疡更高，为1.07%～3.5%，死亡原因主要是大出血或急性穿孔等并发症，尤其是老年或有其他严重伴发疾病的患者。

三、专科评估与观察要点

(一)腹痛

观察腹痛的时间、部位、性质、发作节律及与进食的关系。

(二)观察呕吐物及大便

观察其颜色、性质、量，预防并发症。

(三)并发症的观察

1.出血

黑便、呕血、周围循环衰竭。

2.穿孔

腹痛突然加剧,顽固而持久。

3.幽门梗阻

腹胀明显,餐后加重,反复大量呕吐,呕吐物为酸腐味的宿食。

4.癌变

胃溃疡可发生癌变,十二指肠溃疡则不。长期胃溃疡史、年龄45岁以上、大便潜血持续阳性者考虑癌变,应复查。

四、护理问题

(一)疼痛

腹痛与胃酸刺激溃疡面,引起化学性炎症反应有关。

(二)知识缺乏

缺乏消化性溃疡的诱因和预防知识。

(三)焦虑

焦虑与溃疡反复发作,病程延长有关。

五、护理措施

(一)一般护理

(1)执行内科一般护理常规。

(2)卧位与休息:轻症者适当休息,可参加轻微工作,注意劳逸结合,避免过度劳累。溃疡处于活动期、大便潜血试验阳性患者应卧床休息1~2周。

(二)饮食护理

宜选用营养丰富、清淡、易消化的食物,以促进胃黏膜修复和提高抵抗力。指导患者有规律地定时进食,以维持正常消化活动的节律。急性活动期应少食多餐,每天5~6餐,以牛奶、稀饭、面条等偏碱性食物为宜。忌食辛辣、过冷、油炸、浓茶等刺激性食物及饮料,戒烟酒。避免餐间零食和睡前进食,使胃酸分泌有规律。一旦症状得到控制,应尽快恢复正常的饮食规律。

(三)用药护理

1.保护胃黏膜——抗酸药

抗酸药如氢氧化铝凝胶等,宜在饭后1小时或睡前服用,服用片剂应嚼服,乳剂应充分摇匀。抗酸药应避免与奶制品同时服用,因两者互相作用可形成络合物。酸性的食物及饮料不宜与抗酸药同服。氢氧化铝凝胶阻碍磷的吸收,引起磷缺乏症,表现为食欲不振、软弱无力等症状,甚至可导致骨质疏松。长期大量服用还可引起严重便秘,代谢性碱中毒与钠潴留,甚至造成肾损害。若服用镁制剂则易引起腹泻。

(1)磷酸铝凝胶。①药理机制:能通过黏附于食管黏膜表面,提供物理屏障抵御反流的胃内容物,对胃酸有温和的缓冲作用。②不良反应:偶可引起便秘,可给予足量的水加以避免。建议同时服用缓泻剂。③注意事项:每袋磷酸铝凝胶含蔗糖2.7 g,糖尿病患者使用本品时,不超过1袋。

(2)复方铝酸铋。①药理机制:在胃及十二指肠黏膜上形成保护膜,可调节胃酸过多、胃肠胀气,消除大便秘结,增强胃及十二指肠黏膜屏障,使黏膜再生,促进溃疡面愈合。②不良反应:较少,偶见便秘、稀便、口干、失眠、恶心、腹泻,停药后可自行消失。服药期间,大便呈黑色属正常现象;如呈稀便时,可减量服用。③注意事项:用药不可间断,服药后10天左右,自觉症状可减轻或消失,但这只说明病情好转,并不表示已经痊愈,仍应按上述用法与用量继续用药,直到完成1个疗程。病愈后,为避免复发,可将剂量减至1天1～2片,在主餐后服用;服用本品时,一般不需禁忌任何食品,但如有严重胃病者,应禁忌饮酒,少食煎炸油腻食品。

2.抑制胃酸分泌——H_2受体拮抗剂

应在餐中或餐后即刻服用,也可把一天的药放在睡前服用,若需同时服用抗酸药,应间隔1小时以上。常用药物:西咪替丁、雷尼替丁、法莫替丁及尼扎替丁等。①药理机制:与组胺竞争胃壁细胞上H_2受体并与之结合,减少各种刺激如组胺、五肽促胃液素等所引起的胃酸分泌。②不良反应:头痛、头晕、乏力、嗜睡、恶心、呕吐、腹泻、皮疹、心率增加、血压升高、颜面潮红、月经不调、肝肾功能损害和中性粒细胞比例减少等。③注意事项:具有抗雄性激素作用,停药后可消失。孕妇和肝肾功能不全者慎用,哺乳期女性使用时应停止哺乳。

3.抑制胃酸分泌——质子泵抑制剂

常用药物有奥美拉唑、泮托拉唑、兰索拉唑、雷贝拉唑、埃索美拉唑等。①药理机制:在胃壁细胞的管池及分泌小管的细胞膜上分布着氢-钾腺苷三磷酸酶,该酶是介导胃酸分泌的最终途径，能将细胞外的 K^+ 泵入细胞内，而将 H^+ 泵出细胞外，H^+ 与 Cl^- 结合形成胃酸。②不良反应：恶心、胀气、腹泻、便秘、上腹痛等。皮疹、谷丙转氨酶和胆红素升高也有发生，一般是轻微和短暂的，大多不影响治疗。③注意事项：长期使用本品可能引起高胃泌素血症。严重肾功能不全及婴幼儿禁用。严重肝功能不全者慎用，必要时剂量减半。

4.其他药物

如硫糖铝在饭前 1 小时服用，可有口干、眩晕、嗜睡等不良反应，不能与多酶片同时服用，以免降低两者的效价。

(四)并发症护理

1.出血

出血是消化性溃疡最常见的并发症，大约 50%的上消化道大出血是由于消化性溃疡所致。出血引起的临床表现取决于出血的速度和量。轻者仅表现为黑便、呕血，如患者出现周围循环衰竭，甚至低血容量休克时，应遵医嘱积极给予抢救。

2.穿孔

溃疡病灶向深部发展穿透浆膜层则并发穿孔。急性穿孔应积极准备手术治疗；亚急性穿孔及慢性穿孔，注意观察疼痛的性质，指导患者按时服药。

3.幽门梗阻

幽门梗阻见于 2%～4%的病例。大多由十二指肠溃疡或幽门管溃疡引起。急性梗阻多因炎症水肿和幽门部痉挛所致，梗阻为暂时性，随炎症好转而缓解；慢性梗阻主要由于溃疡愈合后瘢痕收缩而呈持久性。做好呕吐物的观察与处理，禁食禁水，行胃肠减压，保持口腔清洁，补充液体，并遵医嘱做好解痉药和抗生素的用药护理。

4.癌变

少数胃溃疡可发生癌变，癌变率在 1%以下，十二指肠溃疡则极少见。对长期胃溃疡病史，年龄在 45 岁以上，经严格内科治疗 4～6 周症状无好转，大便潜血试验持续阳性者，应怀疑癌变，需进一步检查和定期随访。

(五)病情观察

(1)注意观察疼痛的部位、时间、性质及与药物和饮食的关系。

(2)注意观察药物的效果及不良反应，备好止血药及抢救器材。

(3)注意观察呕吐的量、颜色及气味。如吐出隔夜宿食，并有酸臭味，呕吐后缓解，检查上腹部有胃肠蠕动波，应考虑幽门梗阻的可能，轻度患者给予流质饮食，记出入量，定时复查电解质，重度患者应禁食，补液，维持电解质平衡。

(4)注意观察大便的颜色及量。溃疡合并出血患者，轻度可出现黑便，重者可出现大量呕血及柏油样便，观察患者有无头晕、恶心、口渴、上腹部不适等症状。如有，应及时通知医师，并遵医嘱做相应处理。

(三)健康指导

(1)指导患者劳逸结合，合理饮食，如碱性食物可缓解十二指肠溃疡的空腹痛，定时进餐，少量多餐。

(2)加强对患者的健康教育，使患者意识到本病的病因、服药原则、卫生消毒方法，取得患者配合。

(3)告知患者消化性溃疡的并发症及其表现，指导其如何观察。

(4)遵医嘱用药，避免服用非甾体抗炎药，坚持复查。

第三节　胆石症

一、疾病概述

(一)概念

胆石症是指胆道系统任何部位发生的结石，包括发生在胆囊和胆管内的结石，是胆道系统的最普遍疾病。其发病率随年龄增长而增高。在我国，胆石症已由以胆管的胆色素结石为主转变为胆囊的胆固醇结石为主，胆石症的患病率为0.9%～10.1%，平均5.6%；男女比例为1∶2.57。近二十余年来，随着影像学(B型超声、CT及MRI等)检查的普及，在自然人群中，胆石症的发病率达10%左右，国内尸检结果报告，胆石症的发生率为7%。随着生活水平的提高及饮食习惯的改变，胆石症的发生率有逐年增高的趋势，我国的胆结石以胆管的胆色素结石为主逐渐转变为以胆囊的胆固醇结石为主。

(二)相关病理生理

多年来的研究已证明，胆石是在多种因素影响下，经过一系列病理生理过程而形成的。这些因素包括胆汁成分的改变、过饱和胆汁或胆固醇呈过饱和状态、胆汁囊泡及胆固醇单水晶体的沉淀、促成核因子与抗成核因子的失调、胆囊功能异常、氧自由基的参与及胆道细菌、寄生虫感染等。部分胆道结石并不引起不良后果。一般胆石引起胆囊炎、结石嵌顿或阻塞胆道常见。小的胆囊结石可移动到胆囊管、胆总管而使其发生堵塞，还可到达十二指肠内胆总管的末端。

(三)胆石的成因

胆石的成因非常复杂，迄今仍未完全明确，可能是多种因素综合作用的结果。有大量的研究探讨并从不同的侧面阐述了胆石的成因，提出了诸如胆固醇过饱和学说、β-葡萄糖醛酸苷酶学说、胆红素钙沉淀-溶解平衡学说等。随着生物医学的不断发展，人们对胆石形成诱因的认识也在不断深入。主要归纳为以下几个方面。

1.胆道感染

各种原因所致胆汁滞留，细菌或寄生虫侵入胆道而致感染。细菌产生的β葡萄糖醛酸苷酶和磷脂酶能水解胆汁中的脂质，使可溶性的结合胆红素水解为游离胆红素，后者与钙结合形成胆红素钙，促使胆色素结石形成。

2.胆道异物

胆汁中的脱落上皮、炎症细胞、寄生虫残体和虫卵可构成胆红素钙结石的核心。胆道手术后的手术线结或 Oddi 括约肌功能紊乱时，食物残渣随肠内容物反流入胆道成为结石形成的核心。

3.胆道梗阻

胆道梗阻引起胆汁淤滞，胆汁排出受阻，为胆红素钙的析出、沉淀、成核、聚积成石做了时间上的准备。其中的胆色素在细菌的作用下分解为非结合性胆红素，形成胆色素结石。

4.代谢因素

胆汁内的主要成分为胆盐、磷脂酰胆碱和胆固醇。正常情况下，保持相对高的浓度而又成溶解状态，三种成分按一定比例组成。胆固醇一旦代谢失调，如回肠切除术后，胆盐的肝肠循环被破坏，三种成分聚合点落在 ABC 曲线范围外，即可使胆固醇呈过饱和状态并析出、沉淀、结晶，从而形成胆固醇结石。此外，胆汁中的某些成核因子(如糖蛋白、黏蛋白和 Ca^{2+} 等)有明显的促成核作用，缩短了成核时间，促进结石的生长。

5.胆囊功能异常

胆囊排空障碍，淤胆是胆囊结石形成的动力学机制，为结石生长提供了充足的时间和空间。

6.其他

雌激素会影响肝内胆红素的形成，使非结合胆红素增高，而雌激素又影响胆囊排空，引起胆汁淤滞，促发结石形成。绝经后用雌激素者，胆结石发病率明显增高；遗传因素也与胆结石的成因有关。

（四）胆石的分类

从胆石含有的化学成分的种类来看，所有的胆石都大致相同：有胆固醇、胆红素、糖蛋白、脂肪酸、胆汁酸、磷脂等有机物，碳酸盐、磷酸盐等无机盐，以及钙、镁、铜、铁等十余种金属元素。但不同的结石中，各种化学成分的含量却差别甚大。

1.根据结石的主要成分分类

常见的结石分为三大类：胆固醇结石、胆色素结石和混合性结石。其中以胆固醇结石最为多见。其他少见的结石有以脂肪酸盐为主要成分的脂肪酸盐结石、以蛋白质为主要成分的蛋白结石。①胆固醇结石：主要成分是胆固醇。成石诱因为脂类代谢紊乱。结石质坚，色白或浅黄。80%胆固醇结石位于胆囊内。小结石可通过胆囊管降入胆总管成为继发性胆总管结石；肝内胆管结石中虽然也有胆固醇结石，但极罕见。②胆色素结石：分为棕色胆色素结石和黑色胆色素结石两个亚类，主要成分都是胆红素的化合物，包括胆红素酸与钙等金属离子形成的盐和螯合型高分子聚合物。③混合型结石。

2.根据胆石在胆道中的位置分类

根据胆石在胆道中的位置可分为：①胆囊结石，指位于胆囊内的结石。其中70%以上是胆固醇结石；②肝外胆管结石；③肝内胆管结石。其中胆囊结石约占结石总数的50%。

二、胆囊结石

（一）概念

胆囊结石是指发生在胆囊内的结石，常与急性胆囊炎并存，是胆道系统的常见病、多发病。在我国，其患病率为7%～10%，其中70%～80%的胆囊结石为胆固醇结石，约25%为胆色素结石。多见于女性，男女比例为1∶(2～3)。40岁以后发病率随着年龄增长呈增高的趋势，随着年龄增长性别差异逐渐缩小，老年男女发病比例基本相等。

（二）病因

对胆囊结石，尤其是胆固醇结石成因的研究一度成为胆道外科的热点。研究表明，胆囊结石的形成不仅有多种生物学因素的影响，遗传因素和环境因素也是不可忽视的条件。胆囊结石是综合性因素作用的结果，主要与胆汁中胆固醇过饱和、胆固醇成核过程异常及胆囊功能异常有关。这些因素引起胆汁的成分和理化性质发生变化，使胆汁中的胆固醇呈过饱和状态，沉淀析出、结晶而形成结石。胆囊结石有明显的"4F 征"，即女性、40 岁、肥胖、多产次。此外，相关疾病也与胆石症的发生有关，如肝硬化患者的胆石症患病率高于非肝硬化患者；糖尿病患者的胆石症患病率也明显增高；多数胆囊结石含有胆固醇部分，而胆固醇饱和指数与血脂有关，故胆囊结石与血清总胆固醇水平呈正相关；胃切除术后，患者容易并发胆石症。

（三）病理生理

饱餐、进食油腻食物后胆囊收缩，或睡眠时体位改变致结石移位并嵌顿于胆囊颈部，导致胆汁排出受阻，胆囊强烈收缩而发生胆绞痛。结石长时间持续嵌顿和压迫胆囊颈部，或排入并嵌顿于胆总管，临床可出现胆囊炎、胆管炎或梗阻性黄疸，称为 Mirizzi 综合征。较小的结石可经过胆囊管排入胆总管，形成继发性胆管结石。进入胆总管的结石在通过胆总管下端时可损伤 Oddi 括约肌或嵌顿于壶腹部引起胆源性胰腺炎；较大结石可经胆囊十二指肠瘘进入小肠引起个别患者发生胆石性肠梗阻。此外，结石及炎症反复刺激胆囊黏膜可诱发胆囊癌。若胆囊结石长期嵌顿而未合并感染时，积聚于胆囊胆汁中的胆色素被胆囊膜吸收，加上胆囊分泌的黏性物质而形成胆囊积液，积液呈无色透明，称为白色胆汁。

（四）临床表现

部分单发或多发的胆囊结石，在胆囊内自由存在，不易发生嵌顿，很少产生症状，被称为无症状胆囊结石。约 30％的胆囊结石患者可终身无临床症状。仅于体检或手术时发现的结石称为静止性结石。单纯性胆囊结石，未合并梗阻或感染时，在早期常无临床症状，大多数是在常规体检、手术或尸体解剖中偶然发现，或仅有轻微的消化系统症状被误认为是胃病而没有及时就诊。当结石嵌顿时，则可出现明显症状和体征。

1.症状

(1)胆绞痛：为典型的首发症状，表现为突发的右上腹、阵发性剧烈绞痛。临床症状也可在几小时后自行缓解。常发生于饱餐、进食油腻食物后或睡眠时，是由于油腻饮食后胆囊素大量分泌，胆囊平滑肌痉挛，收缩功能增强，引起胆囊内压力增高；加之胆汁酸刺激胆囊黏膜，胆囊壁充血、水肿、炎性物质渗出，导致急性胆囊炎发生；或由于睡眠时体位改变，导致结石移位并嵌顿于胆囊颈部，胆汁不能通过胆囊颈和胆囊管排出，导致胆囊内压力增高，胆囊强烈收缩所致。有部分患者可以在几小时后临床症状自行缓解。如果胆囊结石嵌顿持续不缓解，胆囊继续增大、积液，甚至合并感染，从而进展为急性胆囊炎。如果治疗不及时，少部分患者可以进展为急性化脓性胆囊炎或胆囊坏疽，严重时可发生胆囊穿孔，临床后果严重。多数患者有右肩部、肩胛部或背部放射性疼痛，常伴有恶心、呕吐、厌油、腹胀等消化不良症状。

(2)消化道症状：主要表现为上腹部或右上腹部闷胀不适、饱胀、嗳气、恶心、呕吐、厌食、呃逆等非特异性的消化道症状。大多数患者仅在进食后，特别是进食油腻食物后，胃肠道症状更明显，服用治“胃病”药物多可缓解，易被误诊。

2.体征

(1)腹部体征：有时可在右上腹部触及肿大的胆囊。可有右上腹胆囊区压痛，若继发感染，右上腹部可有明显压痛、肌紧张或反跳痛。检查者将左手平放于患者右肋部，拇指置于右腹直肌外缘于肋弓交界处，嘱患者缓慢深吸气，使肝脏下移，若患者因拇指触及肿大的胆囊引起疼痛而突然屏气，称为 Murphy 征阳性。

(2)黄疸：胆囊结石形成 Mirizzi 综合征时黄疸明显。黄疸时常有尿色变深、粪色变浅。

(五)辅助检查

1.腹部超声检查

腹部超声是胆囊结石病首选的诊断方法，特异性高、诊断准确率高达 96%以上。

2.口服胆囊造影检查

胆囊显影率很高，可达 80%以上，故可发现胆囊内，甚至肝外胆管内有无结石存在。但由于显影受到较多因素的影响，故诊断胆囊结石的准确率仅为 50%～60%。

3.CT 或 MRI 检查

经 B 型超声波检查未能发现病变时，可进一步做 CT 或 MRI 检查。CT 对含钙的结石敏感性很高，常可显示直径为 2 mm 的小结石，CT 诊断胆石的准确率可达 80%～90%。平扫即可显示肝内胆管总肝管、胆总管及胆囊内的含钙量高的结石；经口服或静脉注射造影剂后，CT 可显示胆色素性结石和混合性结石，亦能显示胆囊内的泥沙样结石。CT 对单纯胆固醇性结石有时易发生漏诊。近年来 MRI 诊断技术已逐渐应用于临床，其对胆石的诊断正确率也很高。由于 CT 或 MRI 检查的费用较昂贵，所以一般不作为首选的检查方法。

（六）主要处理原则

胆囊结石治疗的历史较长、方法较多，但仍以外科手术治疗为主。胆石症的治疗目的在于缓解症状、消除结石、减少复发、避免并发症的发生。急性发作期宜先行非手术治疗，待症状控制后，进一步检查，明确诊断；如病情严重，非手术治疗无效，应在初步诊断的基础上及时进行手术治疗。

1.非手术治疗

（1）适应证：初次发作的青年患者；经非手术治疗症状迅速缓解者；临床症状不典型者；发病已逾 3 天，无紧急手术指征且在非手术治疗下症状有消退者。合并严重心血管疾病不能耐受手术的老年患者。

（2）常用的非手术疗法：主要包括卧床休息、禁饮食、低脂饮食或胃肠减压、输液、纠正水电解质和酸碱平衡紊乱、合理使用抗生素、解痉止痛和支持对症处理。有休克应加强抗休克的治疗，如吸氧、维持血容量、及时使用升压药物等。还可采用溶石疗法、排石疗法、体外冲击波碎石治疗等。

2.手术治疗

（1）适应证：胆囊造影时胆囊不显影；结石直径超过 2 cm；胆囊萎缩或瓷样胆囊；B 超提示胆囊局限性增厚；病程超过 5 年，年龄在 50 岁以上的女性患者；结石嵌顿于颈部或胆囊管；慢性胆囊炎，结石反复发作引起临床症状；无症状，但结石已充满整个胆囊。

（2）手术方式：胆囊切除术是胆囊结石治疗的首选方法。但对无症状的胆囊结石，一般无须立即手术切除胆囊，只需观察和随诊。根据病情选择经腹或腹腔镜作胆囊切除术。继发胆道感染的患者，最好是待控制急性感染发作和缓解症状后再择期手术治疗。

三、胆管结石

（一）概念

胆管结石为发生在肝内、外胆管的结石，又分为原发性和继发性胆管结石。原发于胆囊的结石迁徙到肝外胆管，称继发性胆管结石；不是来自胆囊，而是直接在肝外胆管生成的结石，称原发性胆管结石。因此，凡是不伴有胆囊结石者可确认为原发性胆管结石，但伴有胆囊结石的胆管结石是原发性还是继发性，要具体分析。肝内胆管结石无论是否合并胆囊结石，均为原发性胆管结石。

(二)病因

胆管结石的主要原因包括胆汁淤滞、细菌感染和脂类代谢异常。肝外胆管结石的形成除上述原因外,胆道内异物,如虫卵和蛔虫的尸体亦可成为结石的核心;胆囊内结石或肝内胆管结石在某些因素作用下进入肝外胆管(左右肝管汇合部以下)引起肝外胆管结石。

(三)病理生理

胆管结石所致的病理生理改变与结石的部位、大小及病史的长短有关。胆管结石可引起胆道不同程度的梗阻,梗阻可使近端胆管呈现不同程度的扩张、管壁增厚、胆汁滞留在胆管内;胆管壁的充血、水肿进一步加重梗阻,使之从不完全梗阻变为完全性梗阻而出现梗阻性黄疸。胆管的完全性梗阻可激发化脓性感染,引起急性梗阻性化脓性胆管炎;脓液在胆管内积聚,使胆管内压力继续升高,当胆管内压力超过1.96 kPa(20 cmH_2O)时,细菌和毒素可随胆汁逆流入血,引起脓毒血症;当感染致胆管壁坏死、破溃,甚至形成胆管与肝动脉或门静脉瘘时,可并发胆道大出血。胆管的梗阻和化脓性感染可造成肝细胞损害,甚至肝细胞坏死或形成肝源性肝脓肿;长期梗阻和(或)反复发作可引起胆汁性肝硬化和门脉高压症。当结石嵌顿于胆总管壶腹部时,可造成胰液排出受阻甚至发生逆流而引起胆源性急、慢性胰腺炎。

肝内胆管结石可局限于一叶或一段肝内,也可弥漫分布于所有肝内胆管,临床以左叶及右叶肝内胆管结石多见。其基本病理生理改变为结石导致的肝内胆管狭窄或扩张、胆管炎及肝纤维组织增生、肝硬化、萎缩,甚至癌变。

(四)分类

根据胆管结石发病的病因,胆管结石可分为原发性胆管结石和继发性胆管结石。在胆管内形成的结石称为原发性胆管结石,以胆色素结石和混合性结石多见。胆管内结石来自胆囊结石者,称为继发性胆管结石,以胆固醇结石多见。根据结石所在的部位,胆管结石可分为肝外胆管结石和肝内胆管结石。肝管分叉部以下的胆管结石为肝外胆管结石,肝管分叉部以上的胆管结石为肝内胆管结石。

(五)临床表现

临床表现取决于胆道有无梗阻、感染及其程度。当结石阻塞胆道并继发感染时,典型的表现是反复发作的腹痛、寒战高热和黄疸,称为charcot三联征。

1.肝外胆管结石

(1)腹痛:多为剑突下或右上腹部阵发性绞痛,或持续性疼痛、阵发性加剧,呈阵发性刀割样,疼痛常向右肩背部放射。这是由于结石下移嵌顿于胆总管下端或壶腹部,刺激胆管平滑肌,引起 Oddi 括约肌痉挛收缩和胆道高压。

(2)寒战、高热:是结石阻塞胆管并继发感染后引起的全身性中毒症状。由于胆道梗阻,胆管内压升高,感染随胆管逆行扩散,细菌和毒素通过肝窦入肝静脉进入体循环,引起菌血症或毒血症。多发生于剧烈腹痛后,体温可高达 39~40 ℃,呈弛张热,伴有寒战。

(3)黄疸:是胆管梗阻后胆红素逆流入血所致。胆管结石嵌于 Vater 壶腹部不缓解,1 天后即可出现黄疸。患者首先表现为尿黄,接着出现巩膜黄染,然后出现皮肤黄染伴瘙痒。黄疸的程度取决于梗阻的程度及是否继发感染,若梗阻不完全或结石有松动,则黄疸程度轻,且呈波动性;若为完全性梗阻,则黄疸呈进行性加深。若梗阻性黄疸长期未得到解决,将会导致严重的肝功能损害。部分患者结石嵌顿不重,阻塞的胆管近端扩张,胆石可漂移上浮,或小结石通过壶腹部排入十二指肠,使上述症状缓解。间歇性黄疸是肝外胆管结石的特点。

(4)消化道症状:多数患者有恶心、腹胀、嗳气、厌食油腻食物等。

2.肝内胆管结石

肝内胆管结石常与肝外胆管结石并存,其临床表现与肝外胆管结石相似。一般没有肝外胆管结石那样典型和严重。位于周围胆管的小结石平时可无症状。当胆管梗阻和感染仅发生在部分肝叶、段胆管时,患者可无症状或仅有轻微的肝区和患侧背部胀痛。位于Ⅱ、Ⅲ级胆管的结石平时只有肝区不适或轻微疼痛。结石位于Ⅰ、Ⅱ级胆管或整个肝内胆管充满结石,患者会有肝区胀痛,常无胆绞痛,一般无黄疸。若一侧肝内胆管结石合并感染而未能及时治疗,并发展为叶、段胆管积脓或肝脓肿时,则出现寒战、高热、轻度黄疸,甚至休克,称为急性梗阻性化脓性胆管炎(acute obstructive suppurative cholangitis,AOSC)。1983 年,我国胆道外科学组建议将原“AOSC”改称为“急性重症胆管炎”(acute cholangitis of sever type,ACST),因为胆管梗阻引起的急性化脓性胆管炎并非全部表现为 AOSC,还有一部分表现为没有休克的轻型急性化脓性胆管炎,而且后者为多数。因此,目前在我国,AOST 一词已逐渐被废弃,被更能反映实际病因、病例特点的 ACST 替代。患者可由于长时间发热、消耗而出现消瘦、体弱等表现。部分患者可有肝大、肝区压痛和叩痛等体征。

（六）辅助检查

1.实验室检查

血常规检查可见白细胞计数和中性粒细胞比例明显升高；血清胆红素、转氨酶和碱性磷酸酶升高。尿液检查示尿胆红素升高，尿胆原降低甚至消失，大便检查示粪中尿胆原减少。高热时血细菌培养阳性，以大肠埃希菌最多见，厌氧菌感染也属常见。

2.影像学检查

B超诊断肝内胆管结石的准确率可达100%。检查可显示胆管内结石影，提示胆石存在的部位、胆管有无扩张、有无肝萎缩。同时可提供是否合并肝硬化、脾大、门脉高压及肝外胆管结石等信息。经皮肝穿刺胆管造影、经内镜逆行胰胆管造影或磁共振胰胆管造影等检查可显示梗阻部位、程度、结石大小和数量等。

（七）处理原则

治疗以手术为主。原则为解除胆道梗阻或狭窄，取净结石，去除感染灶。肝内胆管结石的治疗难度明显高于肝外胆管结石。胆道术后常放置T管。主要目的是：①引流胆汁和减压，防止因胆汁排出受阻导致胆总管内压力增高、胆汁外漏而引起胆汁性腹膜炎。②引流残余结石，使胆道内残余结石，尤其是泥沙样结石通过T管排出体外。③支撑胆道，防止胆总管切口瘢痕狭窄、管腔变小、粘连狭窄等。④经T管溶石或造影等。

此外，术后注意调整水电解质及酸碱失衡，合理应用抗生素，注意保护肝功能。

四、护理评估

（一）术前评估

1.健康史

（1）个人情况：患者的年龄、性别、居住地、劳动强度、饮食习惯等。

（2）既往史：既往有无胆绞痛、上腹隐痛；有无急性或慢性胆囊炎、胆囊结石；有无肥胖、高脂饮食、糖尿病、高脂血症等；有无反酸、嗳气、餐后饱胀等消化道症状。

2.身体状况

（1）腹痛的发作情况，有无右肩背部放射痛。

（2）有无饱胀不适、嗳气、呃逆等消化道症状。

(3)是否有寒战、发热及热型。

(4)黄疸的程度,是否有尿色变黄、大便颜色变浅、皮肤瘙痒等症状。

(5)B超和其他影像学检查是否提示有胆囊、胆道结石;实验室检查白细胞计数和中性粒细胞比例是否升高。

3.心理社会状况

(1)患者及家属对胆石症治疗措施的了解程度。

(2)是否担心胆石症的预后。

(3)患者的社会支持情况、家庭经济状况等。

(4)患者是否知晓胆石症的预防方法。

(二)术后评估

(1)麻醉、手术方式及术中出血、补液、输血情况。

(2)结石排出情况。

(3)引流管的位置,引流液的情况。

(4)行腹腔镜胆囊切除者,术后是否出现呼吸抑制。

(5)有无出血、胆瘘、高碳酸血症等并发症发生。

五、常见护理诊断/问题

(一)急性疼痛

其与胆囊强烈收缩、胆总管平滑肌或Oddi括约肌痉挛有关。

(二)体温过高

其与胆管梗阻继发感染导致胆管炎有关。

(三)有皮肤完整性受损的危险

其与胆汁酸盐淤积于皮下,刺激感觉神经末梢导致皮肤瘙痒有关。

(四)潜在并发症

潜在并发症为出血、胆瘘、高碳酸血症等。

六、护理措施

(一)非手术治疗的护理

1.病情观察

观察患者生命体征,是否出现恶心、呕吐、寒战、腹痛、黄疸等急性胆囊炎或胆管炎症状。

2.合理饮食

急性期暂禁食;少食多餐,进食低脂、高蛋白、高碳水化合物、高维生素、富含膳食纤维的饮食,如绿叶蔬菜、胡萝卜、西红柿、水果、瘦肉、鱼等;少食富含胆固醇和脂肪的食物,如动物内脏、肥肉、花生、核桃、芝麻等。

3.缓解疼痛

嘱患者卧床休息,指导患者做深呼吸、放松以减轻疼痛。对诊断明确且剧烈疼痛者,可遵医嘱给予消炎利胆、解痉镇痛药物。

胆管结石患者禁用吗啡,以免引起 Oddi 括约肌痉挛。

4.保护皮肤完整性

黄疸患者应着柔软的棉质衣裤;温水擦浴,保持皮肤清洁;修剪指甲,不可用手抓挠皮肤;剧烈瘙痒者,遵医嘱给予药物治疗。

(二)手术治疗的护理

1.术前护理

协助做好术前检查,术前常规准备;指导患者进行深呼吸及有效咳嗽练习。

2.术后护理

(1)病情观察:观察生命体征、腹部体征及引流液情况;术前有黄疸者,观察并记录大便颜色和血清胆红素变化。

(2)T 管护理:胆总管切开取石术后常规放置 T 管,目的是引流残余结石和胆汁,降低胆总管内压,支撑胆道。

要点如下。①妥善固定:将 T 管妥善固定于腹壁,防止翻身、活动时牵拉造成管道脱出。平卧时,引流管应低于腋中线;坐位或立位时,应低于腹部手术切口,防胆汁逆流引起感染。②密切观察:观察并记录胆汁的颜色、量及性状。③保持通畅:T 管一般不做冲洗。防止扭曲、折叠或受压。④预防感染:定期更换引流袋,更换时应夹闭 T 管,严格执行无菌操作。⑤皮肤护理:定期对 T 管周围皮肤进行消毒,如有胆汁渗漏应涂抹氧化锌软膏,防止胆汁损伤皮肤。⑥拔管:若 T 管引流胆汁色泽正常,引流量逐渐减少,患者体温正常,黄疸消退,可在术后10～14 天,试行夹管 1～2 天。夹管期间若无发热、腹痛、黄疸等,经 T 管行胆道造影,造影后持续开放 T 管 24 小时以上,以充分引流出造影剂。若造影显示胆道通畅无结石或其他病变,再次夹闭 T 管 24～48 小时,患者无不适可予以拔管。若胆道造影发现有结石残留,需保留 T 管 6 周以上,再做取石或其他处理。

如 T 管引流胆汁混浊,应考虑结石残留或胆管炎症;如胆汁过多,常提示胆道下端梗阻；如T管无胆汁引出，应检查管道有无脱出或扭曲。

（三）术后并发症的观察与护理

1.出血

(1)观察。①腹腔内出血：多发生于术后24～48小时，若腹腔引流管引流出大量血性液体，超过100 mL/h、持续3小时以上，或出血量超过200 mL/h，并伴有心率增快、血压波动等，应警惕腹腔内出血。②胆管内出血：可发生在术后早期或后期，表现为T管引流出血性胆汁或鲜血，大便呈柏油样，可伴心率增快、血压下降等休克表现。

(2)护理：安慰患者，缓解其焦虑情绪；维持管道引流通畅；嘱患者卧床休息；监测血压、脉搏，观察腹部体征变化；及时报告医师，遵医嘱应用止血药、补充血容量、抗感染等，避免发生低血容量性休克，必要时开腹探查；切口出血时，及时更换敷料。

2.胆瘘

(1)观察：如患者出现较剧烈的腹痛或腹腔引流液呈黄绿色胆汁样，常提示胆瘘。

(2)护理：将漏出的胆汁充分引流至体外；维持水电解质平衡；保护皮肤，及时更换敷料，防止胆汁刺激和损伤皮肤，给予氧化锌软膏涂抹局部皮肤。

3.高碳酸血症

(1)观察：腹腔镜胆囊切除术后，若患者出现呼吸浅慢，$PaCO_2$升高，须警惕高碳酸血症。

(2)护理：术后常规予低流量吸氧，鼓励患者深呼吸、有效咳嗽，促进CO_2排出。

4.肩背部酸痛护理

与腹腔镜下胆囊切除术后，CO_2聚集膈下产生碳酸，刺激膈肌和胆囊创面有关。一般可自行缓解，不需要特殊处理。

5.恶心、呕吐

恶心、呕吐由麻醉药物刺激或气腹所致，可自行缓解，必要时遵医嘱药物治疗。

（四）健康教育

1.合理饮食

(1)注意饮食卫生，多饮水。

(2)少食多餐,定时定量,忌暴饮暴食,餐后不宜过量运动。

(3)术后1个月内宜低脂、清淡饮食,菜肴应以清蒸、炖煮、凉拌为主,待肠道功能恢复后,可逐步过渡到正常饮食,但应注意避免油腻、煎炸类食物。

(4)加强营养,术后多吃瘦肉、鱼、豆类等高蛋白食物。

(5)醋能增强胃消化能力,调节肠道酸碱度,促进脂肪类食物消化,烹调时可多食用。

(6)戒烟、戒酒,忌浓茶、咖啡,避免辛辣、刺激性食物,如辣椒、芥末等。

2.合理作息

嘱患者出院后规律作息,保证充足的休息和睡眠。避免劳累,术后近期避免提举重物。

3.切口自我护理

保持切口干燥;避免腹压增加,如剧烈咳嗽、便秘等,以免引起切口裂开;拆线后,如切口愈合良好,可淋浴,勿用力揉搓切口。

4.T管的自我护理与观察

(1)自我护理:①穿宽松柔软的衣服,防止T管受压或扭曲;②妥善固定管道,避免提举重物或过度活动;③保持引流通畅;④预防感染;⑤禁止盆浴,淋浴时可用塑料薄膜覆盖引流管处,以免感染。

(2)自我观察:若出现腹痛、发热、黄疸、引流液异常或管道脱出等情况,随时就诊。

5.定期复查

(1)带T管出院者:遵医嘱按时回院复查,一般为4～6周。若T管造影正常可拔管;若造影发现结石残留,再次取石或其他处理。

注意:一般术后10～14天夹闭T管,耐受差者可间断夹闭。若患者在院外出现腹痛、腹胀、发热、黄疸等不适,可自行开放T管,引流胆汁,必要时回院复诊。

(2)胆囊切除、T管引流拔管者:遵医嘱定期行B超检查,若出现发热、腹痛、黄疸、陶土样大便等表现,应随时复诊。

(3)非手术治疗者:无症状的胆石症一般不需手术治疗,应定期观察、随访,必要时行手术治疗。

第四节 阑尾炎

一、疾病概述

(一)概念

急性阑尾炎是阑尾的急性化脓性感染,是外科急腹症中最常见的疾病,居各种急腹症的首位,可在各个年龄段发病,以20～30岁的青壮年发病率最高,且男性发病率高于女性。大多数患者能获得良好的治疗效果。但是,因阑尾的解剖位置变异较多,病情变化复杂,有时诊断相当困难。

(二)相关病理生理

根据急性阑尾炎发病过程的病理解剖学变化,可分为4种病理类型。

1.急性单纯性阑尾炎

急性单纯性阑尾炎为阑尾病变的早期,病变以阑尾黏膜或黏膜下层较重。阑尾外观轻度肿胀,浆膜面充血并失去正常光泽,表面有少量纤维素性渗出物。

2.急性化脓性阑尾炎

急性化脓性阑尾炎又称急性蜂窝织炎性阑尾炎,常由急性单纯阑尾炎发展而来。阑尾显著肿胀,浆膜高度充血,表面覆以脓性渗出物。阑尾周围的腹腔内有稀薄脓液,形成局限性腹膜炎。

3.坏疽性及穿孔性阑尾炎

坏疽性及穿孔性阑尾炎是一种重型的阑尾炎。阑尾病变进一步加剧,阑尾管壁坏死或部分坏死,呈暗紫色或黑色。由于管腔梗阻或积脓,压力升高,加重管壁血运障碍,严重者发生穿孔。若穿孔后局部未能被大网膜包裹,感染扩散,可引起急性弥漫性腹膜炎。

4.阑尾周围脓肿

急性阑尾炎化脓、坏疽或穿孔时,大网膜和邻近的肠管将阑尾包裹并形成粘连,即形成炎性肿块或阑尾周围脓肿。

急性阑尾炎的转归如下。①炎症消退:部分单纯性阑尾炎经药物治疗后,炎症消退,大部分将转为慢性阑尾炎。②炎症局限:部分化脓、坏疽或穿孔性阑尾炎被大网膜和邻近肠管包裹粘连后,炎症局限,形成阑尾周围脓肿。③炎症扩散:阑尾炎症较重,发展快,未及时手术切除,又未能被大网膜包裹局限,炎症扩散,发展为弥漫性腹膜炎、门静脉炎或感染性休克等。

(三)病因与诱因

1.基本病因

阑尾管腔梗阻后并发感染是急性阑尾炎的基本病因。

(1)阑尾管腔阻塞:是急性阑尾炎的最常见病因。导致阑尾管腔阻塞的原因有:①淋巴滤泡明显增生,约占60%,多见于年轻人;②肠石阻塞:约占35%;③异物、炎性狭窄、食物残渣、蛔虫、肿瘤等,较少见;④阑尾的管腔细,开口狭小,系膜短,使阑尾卷曲呈弧形。

(2)细菌入侵:阑尾管腔阻塞后,细菌繁殖并分泌内毒素和外毒素,损伤黏膜上皮,形成溃疡,细菌经溃疡面进入阑尾肌层引起急性炎症。

2.诱因

饮食生冷和进不洁食物、便秘、急速奔走、精神紧张,导致肠功能紊乱,妨碍阑尾的血液循环和排空,为细菌感染创造了条件。另外,饮食习惯、生活方式也与阑尾炎发病有关。

(四)临床表现

1.症状

典型表现为转移性右下腹痛,疼痛多开始于中上腹或脐周,数小时(6~8小时)后腹痛转移并固定于右下腹,呈持续性。70%~80%的患者具有此典型的腹痛特点,部分患者也可在发病初即表现为右下腹痛。并伴有轻度厌食、恶心、呕吐、便秘、腹泻等胃肠道反应。早期有乏力、头痛,炎症加重时有发热、心率增快等中毒症状。

2.体征

右下腹压痛是急性阑尾炎的最常见的重要体征。压痛点通常位于麦氏点,可随阑尾位置变异而改变,但压痛点始终在一个固定位置上。伴有腹肌紧张、反跳痛、肠鸣音减弱或消失等腹膜刺激征象。阑尾周围脓肿时,右下腹可扪及压痛性包块。其他可协助诊断的体征有结肠充气试验、腰大肌试验、闭孔内肌试验和直肠指诊。

(五)辅助检查

1.实验室检查

多数急性阑尾炎患者血液中白细胞计数和中性粒细胞比例增高。

2.影像学检查

腹部X线平片可见盲肠扩张和液气平面。B超检查有时可发现肿大的阑尾或脓肿。CT扫描可获得与B超相似的结果,对阑尾周围脓肿更有帮助。

(六)治疗原则

一旦确诊,绝大多数急性阑尾炎应早期手术治疗。但对于早期单纯性阑尾炎、阑尾周围脓肿已局限、病程超过72小时、病情趋于好转、严重器质性疾病、手术禁忌者,可采用非手术治疗。

1.非手术治疗

非手术治疗包括用抗菌药物控制感染、严密观察病情变化、休息、禁食及输液等全身支持疗法。一般在24~48小时,炎症可逐渐消退,如治疗效果不明显或病情加重,应及时改行手术治疗。

2.手术治疗

根据急性阑尾炎的临床类型,选择不同手术方法。

(1)急性单纯性阑尾炎:行阑尾切除术,切口一期缝合。有条件时也可采用腹腔镜进行阑尾切除术。

(2)急性化脓性或坏疽性阑尾炎:行阑尾切除术,若腹腔已有脓液,可清除脓液后关闭腹腔,留置引流管。

(3)阑尾周围脓肿:先行非手术治疗,如肿块缩小,体温正常者,3个月后再行手术切除阑尾。非手术治疗过程中,如无局限趋势,应行脓肿切开引流术,伤口愈合3个月后再行阑尾切除术。

二、护理评估

(一)术前评估

1.健康史

(1)个人情况:患者的年龄、性别、饮食习惯及有无不洁饮食史等。

(2)既往史:既往有无阑尾炎急性发作、胃十二指肠溃疡穿孔、右侧输尿管结石或妇科疾病病史,有无手术史等。

2.身体状况

(1)腹痛的部位、性质,是否有转移性右下腹痛。

(2)麦氏点有无固定压痛,有无腹膜刺激征。

(3)腰大肌试验、结肠充气试验、闭孔内肌试验是否为阳性。

(4)直肠指诊有无直肠前壁触痛或肿块。

(5)是否伴有发热、恶心呕吐、腹泻、里急后重等症状。

(6)血常规、X线及B超检查有无异常。

3.心理社会状况

(1)患者和家属是否了解疾病相关知识。

(2)患者和家属对手术的认知程度及心理承受能力。

(3)患者的家庭、社会支持情况等。

(二)术后评估

(1)麻醉及手术方式,术中情况。

(2)术后体温变化、生命体征是否正常及腹部症状体征有无改善。

(3)若留置有引流管,引流是否通畅有效,引流液的颜色、量及性状。

(4)有无腹腔脓肿、门静脉炎、出血、切口感染、粘连性肠梗阻等并发症发生。

三、常见护理诊断/问题

(一)急性疼痛

急性疼痛与阑尾炎症刺激壁腹膜或手术创伤有关。

(二)潜在并发症

潜在并发症为腹腔脓肿、门静脉炎、出血、切口感染、粘连性肠梗阻等。

四、护理目标

(1)患者疼痛减轻或缓解。

(2)患者未发生并发症或并发症被及时发现与处理。

五、护理措施

(一)非手术治疗的护理

1.病情观察

定时测量生命体征,密切观察腹痛与腹部体征变化。若出现发热、右下腹痛加剧、白细胞计数和中性粒细胞比值上升,应做好急诊手术准备。

2.缓解疼痛

给予舒适卧位,如半卧位,可放松腹肌、减轻腹部张力,缓解疼痛;已明确诊断或决定行手术治疗者,疼痛剧烈时可给予解痉止痛剂。

3.控制感染

遵医嘱应用抗菌药物。

4.避免肠内压力升高

禁食，必要时胃肠减压，禁食期间给予肠外营养。

注意：禁用泻药和灌肠，避免肠蠕动加快，增高肠内压力导致炎症扩散或阑尾穿孔。

5.并发症的观察与护理

(1)腹腔脓肿。①观察：阑尾周围脓肿最常见。临床表现为压痛性肿块、腹胀、全身中毒症状等。②护理：在B超引导下穿刺抽出脓液、冲洗或放置引流管者，做好管道护理。必要时做好急诊手术前准备。

(2)门静脉炎。①观察：少见。临床表现为寒战、高热、轻度黄疸、肝大、剑突下压痛等，如进一步加重可引起全身性感染。②护理：遵医嘱应用大剂量抗菌药物，做好急诊手术前准备。

(二)手术治疗的护理

1.术前护理

协助做好术前检查；术前常规准备。

2.术后护理

(1)病情观察：监测生命体征特别是体温变化；观察腹部体征的变化，如有异常及时报告、处理。

(2)体位与活动：平卧位头偏向一侧；术后6小时，若血压、心率平稳，可取半卧位以减轻腹壁张力、缓解疼痛，利于呼吸和引流，促进炎症局限，从而预防膈下脓肿形成。如病情允许尽早下床活动，以促进肠蠕动恢复，减少肠粘连发生。

(3)管道护理：阑尾切除术后较少留置引流管，仅在局部有脓肿或残端包埋不满意及处理困难时采用。如留置有引流管，按引流管常规护理措施进行护理。

(4)防治感染：应用有效抗菌药物控制感染、预防并发症。

(5)饮食：肠蠕动恢复前暂禁食，予以静脉补液；待肛门排气后，逐步恢复饮食，避免油腻食物。进食后注意有无腹痛、腹泻，尤其是化脓性及坏疽穿孔阑尾炎患者。

(三)术后并发症的观察与护理

1.出血

(1)观察：患者出现腹痛、腹胀，严重者出现失血性休克。

(2)护理：严密监测生命体征，如有出血及时通知医师，遵医嘱应用止血药物、补液及输血等。需紧急手术止血者做好术前常规准备。

2.切口感染

(1)观察:阑尾切除术后最常见并发症,表现为术后 2～3 天体温升高,切口红肿、胀痛,有压痛,甚至出现波动感。

(2)护理:穿刺抽出脓液,或在波动处拆除缝线敞开引流,排出脓液,定期换药。

3.粘连性肠梗阻

(1)观察:出现腹痛、呕吐、腹胀及肛门停止排气排便。

(2)护理:不完全梗阻者可采用禁食、胃肠减压、积极抗感染及全身支持治疗;完全性梗阻者需手术治疗,应做好术前常规准备。

4.阑尾残株炎

(1)观察:临床表现类似阑尾炎。

(2)护理:症状严重者,需手术切除阑尾残株。应安慰患者,做好术前常规准备。

5.粪瘘

(1)观察:很少见,常见术后数天内切口排出粪臭味分泌物。

(2)护理:一般经切口敞开引流、使用抗菌药物、积极换药等非手术治疗多可自行闭合,但应注意加强对患者的心理疏导。

(四)健康教育

1.饮食指导

注意饮食卫生,进食低脂、低糖、高纤维素饮食。积极治疗消化性溃疡、慢性结肠炎等疾病。

2.疾病相关知识

告知患者阑尾炎治疗、护理相关知识及配合要点。

3.自我观察

出院后如出现腹痛、腹胀等不适,应及时就诊。阑尾周围脓肿非手术治疗治愈后 3 个月左右择期行阑尾切除术。

第三章　呼吸系统常见病护理

第一节　支气管哮喘

支气管哮喘简称哮喘，是以嗜酸性粒细胞、肥大细胞反应为主的气道反应性炎症和气道高反应性为特征的疾病。气道阻塞有不同程度的可逆性是本病的特点。典型的临床表现是反复发作伴有哮鸣音的呼气性呼吸困难。哮喘是常见病，近年来，发病率呈上升趋势，已引起国际社会的广泛关注。本病初次发作可在任何年龄，但约有半数在12岁前发病，成人男女患病率接近，约20%患者有哮喘家族史。

一、病因与发病机制

本病的病因较复杂，诱发支气管哮喘的变应原较多，如花粉、尘螨、动物毛屑、真菌、某些食品和药物等。主要经呼吸道吸入，但也可通过食物或其他途径进入人体。呼吸道感染和精神因素也可诱发哮喘发作。一般在变应原激发后15～20分钟哮喘发作称为速发性反应。若变应原激发4～24小时哮喘发作称为迟发性反应。

引起支气管哮喘的常见诱因如下。

(一)变应原

变应原以吸入性为主，如花粉、尘螨、动物毛屑、尘螨等，少数与摄入鱼、虾、蛋有关。

(二)感染

呼吸道感染(尤其病毒感染)是哮喘发作常见诱因，感染引起哮喘的机制尚未阐明。

（三）环境

环境主要与大气污染和抗原在局部地区浓度有关。

（四）药物

阿司匹林、β受体阻滞剂和碘制剂等也可引起哮喘发作。

（五）神经、精神因素

研究表明，心理因素与哮喘体质相互作用可影响哮喘的病理过程，如对花草过敏者看到纸做的花可引起哮喘。

二、临床表现

（一）症状和体征

哮喘发作前可有干咳、打喷嚏、流泪等先兆，典型表现为发作性呼气性呼吸困难、咳嗽和哮鸣这三种症状并存，多在夜间或清晨发作和加重。发作缓解后可无任何症状和体征，但常反复发作，每次发作短时数分钟，长时达数天或更长。重症哮喘发作时端坐位，可有发绀、大汗、脉搏细数、血压下降、颈静脉怒张等体征，症状可持续1天以上，患者常伴有焦虑。

（二）常见并发症

急性发作时可并发自发性气胸、纵隔气肿、肺不张；长期慢性进展可并发慢性支气管炎、肺气肿、肺源性心脏病。

三、诊断要点

（1）反复发作的呼气性呼吸困难。

（2）发作时呼气明显延长，伴广泛哮鸣音。

（3）气道梗阻可以缓解（自行或用药）。

（4）根据病史及变应原检测，确定哮喘的类型及变应原。

（5）根据临床表现及有关检查，判断哮喘发作严重程度，一般将哮喘持续发作＞24小时、一般支气管扩张剂治疗无效、日常生活活动能力评定明显受限定为重度哮喘。

四、治疗要点

治疗原则为消除病因、控制发作、预防复发。

（一）消除病因

脱离变应原，去除引起哮喘的刺激因子。

(二)应用支气管舒张剂

根据病情单用或联合应用。$β_2$受体激动剂舒张支气管平滑肌作用强,起效快,不良反应小,广泛用于临床。不良反应主要有心悸、手指震颤,用量过大可引起严重心律失常、猝死。茶碱类药物为中效支气管扩张剂。抗胆碱能药物主要抑制气道平滑肌迷走神经释放乙酰胆碱。

(三)肾上腺皮质激素

肾上腺皮质激素适用于中、重度哮喘,其机制是抑制气道变应性炎症,降低气道高反应性。

(四)预防发作

色甘酸二钠对预防运动或变应原诱发的哮喘最有效。不良反应是干咳,吸药后漱口或喝水可减少或避免其发生。

五、护理

(一)护理评估

(1)呼吸困难的主客观表现。

(2)可能的致病因素。

(3)病后的应对情况及应对效果,如使用过哪些药、使用方法是否正确以及心理应对等。患者及家人对哮喘的认识,有无误解。

(二)护理措施

1.一般护理

(1)环境和体位:脱离变应原,提供安静、舒适、清洁的环境,根据病情提供舒适的体位。

(2)饮食护理:提供清淡、易消化、足够热量饮食,避免硬、冷、油腻食物,不宜食用鱼、虾、蟹等。

(3)生活护理:保持身体清洁舒适,勤换衣服、被单。

2.病情观察

(1)夜间清晨加强巡视和观察,及时发现前驱症状。

(2)重症患者,每隔 10～20 分钟检测生命体征一次,行血气分析和肺功能检测。

3.对症护理

(1)氧疗护理:遵医嘱吸氧,氧流量 1～3 L/min,氧浓度≤40%。

(2)促进排痰，保持呼吸道通畅，雾化吸入，有效咳嗽、体位引流，每天饮水2 500～3 000 mL。

4.用药护理

观察药物疗效和不良反应。

(1)β_2受体激动剂：按医嘱用药，不宜长期规律、单一、大量使用，宜与吸入激素等抗炎药物配伍使用。注意心悸、肌震颤等不良反应发生。

(2)糖皮质激素：正确掌握吸入药物方法。吸入药物后立即用清水充分漱口。口服用药宜在饭后服用。严格按医嘱用药，不能自行减量或停药。观察肥胖、糖尿病、高血压、骨质疏松、消化性溃疡患者的药物不良反应。

(3)氨茶碱：稀释后缓慢静脉注射，时间＞10 分钟。缓(控)释片必须整片吞服，不能嚼服。发热、妊娠、小儿或老年人有心、肝、肾功能障碍及甲状腺功能亢进者慎用。慎用引起哮喘的药物如阿司匹林。

5.指导使用吸入器

指导患者使用吸入器是治疗成功的关键。雾化吸入器使用方法：开盖，摇匀。深呼气，将喷嘴放入口中，双唇包住咬口经口吸气，同时按压喷药，屏气 10 秒，缓慢呼气。步骤详见图 3-1。

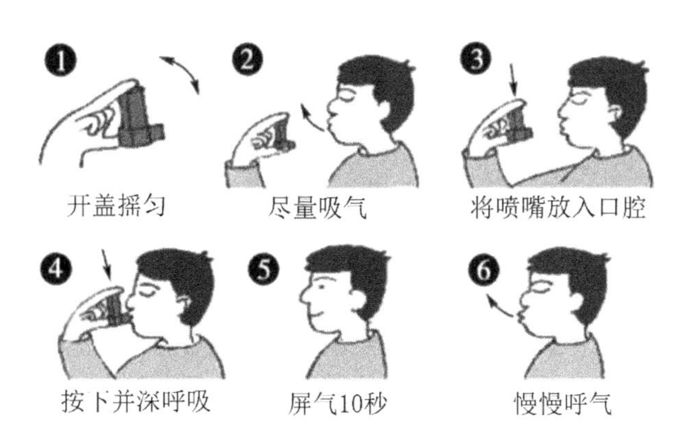

图 3-1　吸入器使用方法

6.心理护理

(1)发作期：加强巡视，陪伴、安慰患者，减少紧张、恐惧心理。

(2)缓解期：鼓励患者参加体育锻炼和社会活动，提高社会适应能力。指导患者家属多关心、照顾患者，听取患者心声。

(三)健康教育

1.树立信心

让患者了解哮喘虽然不能根治但通过恰当、长期治疗是可以控制的。患者应主动参与控制哮喘。

2.帮助患者识别过敏因素

(1)对花粉过敏者避免接触。

(2)保持居住环境干净、无尘、无烟,不用除臭剂,不用地毯,床单、枕头定期清洁更换。

(3)避免香水、香的化妆品及发胶等可能的变应原。

(4)回避宠物。不用皮毛制成的衣服、被褥。

3.充分休息,合理饮食

定期做运动,使情绪得以放松,同时增强抵抗力,预防感冒发生。

4.按医嘱合理用药

与医师共同制订一个有效、可行的治疗计划。

5.正确使用定量吸入器

对医师处方的每一种吸入器都要给予患者正确指导,以掌握使用方法,确保疗效。

6.自我监测病情

做好哮喘日记,记录每天症状,用药种类、剂量及其效果。

7.了解哮喘发作的警告

及时控制急性发作嘱患者随身携带止喘气雾剂,出现哮喘发作先兆时,即吸入 β_2 受体激动剂,同时保持平静以控制症状,防止严重哮喘发作。

第二节　肺　炎

肺炎是指终末气道、肺泡腔及肺间质等在内的肺实质炎症,病因以感染最常见,可由病原微生物、理化因素等引起。尽管新的强效抗生素不断投入应用,但其发病率和病死率仍很高,其原因可能与下述因素有关:病原体变迁、易感人群结构改变、医院获得性肺炎发病率增加、病原学诊断困难、不合理应用抗生素引起细菌耐药性增高等。老年人或机体免疫功能低下者(如应用免疫制剂、肿瘤、糖尿病、尿毒症、艾滋病、久病体衰、大型手术、器官移植)等并发肺炎时,治疗尤为困难,病死率高。

一、病因与分类

(一)病因

正常的呼吸道免疫防御机制(支气管内黏液-纤毛运载系统、肺泡巨噬细胞等细胞防御的完整性等)使气管隆突以下的呼吸道保持无菌。是否发生肺炎取决于两个因素:病原体和宿主因素。如果病原体数量多,毒力强和(或)宿主呼吸道局部和全身免疫防御系统损害,即可发生肺炎。

(二)分类

1.按病因分类

病因学分类对于肺炎的治疗有决定性意义。

(1)细菌性肺炎:最为常见,约占肺炎的80%。最常见的病原菌是肺炎链球菌,其次为金黄色葡萄球菌、克雷白杆菌等。

(2)病毒性肺炎:如冠状病毒、流感病毒、麻疹病毒、腺病毒等感染。

(3)非典型病原体所致肺炎:如支原体、衣原体、军团菌等感染。

(4)真菌性肺炎:如白色念珠菌、曲菌、放线菌等。

(5)其他病原体所致肺炎:如弓形体、原虫、寄生虫、立克次体等。

(6)理化因素所致的肺炎:如放射性损伤引起的放射性肺炎,重者可发展为肺广泛纤维化。吸入刺激性气体、液体等化学物质,亦可引起化学性肺炎。

2.按感染来源分类

(1)社区获得性肺炎(community acquired pneumonia,CAP):也称院外肺炎,是指在医院外罹患的感染性肺实质炎症,包括有明确潜伏期的病原体感染而在入院后平均潜伏期内发病的肺炎。传播途径为吸入飞沫、空气或血源传播。

(2)医院获得性肺炎(hospital acquired pneumonia,HAP):简称医院内肺炎,是指患者在入院时即不存在、也不处于潜伏期,而是在住院48小时后发生的感染,也包括出院后48小时内发生的肺炎。医院获得性肺炎日益受到重视,占全院院内感染的第3位。多继发于各种原发疾病的危重患者。其中以呼吸机相关肺炎最为多见,治疗和预防较困难。

3.按解剖分类

(1)大叶性(肺泡性)肺炎:病原体先在肺泡引起炎症,经肺泡间孔向其他肺泡扩散，致使病变累及单个、多个肺叶或整个肺段，又称肺泡性肺炎。主要表现为肺实质炎症，通常不累及支气管，致病菌多为肺炎链球菌。

(2)小叶性(支气管性)肺炎：病原体经支气管入侵，引起细支气管、终末细支气管及肺泡的炎症，多继发于其他疾病，如支气管炎、支气管扩张、上呼吸道病毒感染，以及长期卧床的危重患者。其病原体有肺炎链球菌、金黄色葡萄球菌、流感病毒及肺炎支原体等。

(3)间质性肺炎：以肺间质为主的炎症，可由细菌或病毒引起，累及支气管壁、支气管周围组织及肺泡壁。由于病变在肺间质，呼吸道症状较轻，异常体征较少。

二、临床表现

(一)细菌性肺炎

起病多急骤，高热(体温可在数小时内高达 39 ℃)，呈稽留热，寒战或畏寒，全身肌肉酸痛，可有患侧胸部疼痛，咳嗽或深呼吸时加剧。痰少，可带血或呈铁锈色，偶有恶心、呕吐、腹泻或腹痛。

(二)病毒性肺炎

各种病毒感染起始症状各异，而临床表现一般较轻，起病缓慢，有头痛、乏力、发热、咳嗽，并咳少量黏痰或血痰。

(三)肺炎支原体肺炎

多数感染者仅累及上呼吸道。潜伏期 2～3 周，潜伏期后可表现畏寒、发热，伴有乏力、头痛、咽痛、咳嗽、食欲减退、肌肉酸痛、全身不适及耳痛等症状。少数有关节痛和关节炎症状。

(四)肺炎衣原体肺炎

青少年常有声音嘶哑、干咳伴发热、咽痛等症状，可持续数周之久，成年人肺炎多较重，老年人往往必须住院和给予呼吸支持治疗。持续性咳嗽是本病的主要特点。

三、诊断要点

(一)肺炎的诊断

1.症状与体征

该病一般急性起病，典型表现为突然畏寒、发热，或先有短暂“上呼吸道感染”史，咳嗽、咳痰或伴胸闷、胸痛。胸部病变区叩诊呈浊音或实音，听诊有肺泡呼吸音减弱，或管样呼吸音，可闻及湿啰音。

2.胸部X线检查

该病以肺泡浸润为主，呈肺叶、段分布的炎性浸润影，或呈片状或条索状影，密度不均匀，沿支气管分布。

3.实验室检查

包括：①细菌性肺炎可见白细胞计数和中性粒细胞比例增高，年老体弱、酗酒、免疫功能低下者白细胞计数可不增高，但中性粒细胞比例仍高。②病原学检查：痰涂片革兰氏染色有助于初步诊断，但易受咽喉部定植菌的污染，因此为避免上呼吸道污染，应在漱口后取深部咳出的痰液送检，或经纤维支气管镜取标本检查，结合细菌培养，诊断敏感性较高。必要时做血液、胸腔积液细菌培养，以明确诊断。

(二)评估严重程度

如果肺炎诊断成立，评估病情的严重程度对于决定在门诊还是入院治疗至关重要。肺炎的严重性取决于3个主要因素：局部炎症程度、肺部炎症的播散和全身炎症反应程度。此外，患者有以下危险因素会增加肺炎的严重程度和死亡危险。

1.病史

年龄>65岁；存在基础疾病或相关因素，如慢性阻塞性肺疾病、糖尿病、慢性心脏病、肾衰竭、慢性肝病、神志异常、长期酗酒或营养不良。

2.体征

呼吸频率>30次/分；脉搏≥120次/分；血压<90/60 mmHg；体温≥40 ℃或≤35 ℃；意识障碍；存在肺外感染病灶如脑膜炎，甚至败血症等。

3.实验室和影像学

白细胞计数>20×10^9/L或<4×10^9/L；PaO_2<60 mmHg、$PaCO_2$>50 mmHg；血红蛋白含量<90 g/L；感染中毒症状或弥散性血管内凝血的证据，如血培养阳性、代谢性酸中毒、凝血酶原时间和部分凝血活酶时间延长、血小板计数减少；胸片病变累及一个肺叶以上、出现空洞、病灶迅速扩散或出现胸腔积液。

4.参考标准

美国感染性疾病学会/美国胸科学会发表的《成人CAP处理共识指南》，其中重症肺炎标准如下。

(1)主要标准:①需要有创机械通气;②感染性休克需要血管收缩剂治疗。

(2)次要标准:①呼吸频率>30次/分;②氧合指数(PaO_2/FiO_2)<25 mmHg;③多肺叶浸润;④意识障碍/定向障碍;⑤血尿素氮(>20 mg/dL);⑥白细胞计数减少(<4.0×10^9/L);⑦血小板计数减少(<10.0×10^9/L);⑧低体温(<36 ℃);⑨低血压,需要强力的液体复苏。符合一项主要标准或三项次要标准以上者可诊断为重症肺炎。

四、治疗要点

抗感染治疗是肺炎治疗的最主要环节。抗生素治疗后48～72小时应对病情进行评价,治疗有效表现为体温下降、症状改善、白细胞计数逐渐降低或恢复正常,而X线胸片病灶吸收较迟。

五、护理

(一)护理评估

评估患者的生命体征,特别是体温的变化。评估患者的临床表现,如有无呼吸困难,是否发绀,有无精神神经症状,痰液的色、质、量等。此外,应评估患者的心理-社会状况,有无焦虑或恐惧等负面情绪,同时了解患者及其家属对治疗的信心和对疾病的认知程度。

(二)护理措施

1.体温过高的护理

(1)休息与生活护理:发热患者应卧床休息,以减少耗氧量,缓解头痛、肌肉酸痛等症状。病房安静、环境适宜,室温为18～20 ℃,湿度50%～60%。做好口腔护理,鼓励患者经常漱口,口唇疱疹者局部涂抗病毒软膏,防止继发感染。

(2)饮食与补充水分:给予能提供足够热量、蛋白质和维生素的流质或半流质,以补充高热引起的营养物质消耗。鼓励患者多饮水,1～2 L/d。轻症者无须静脉补液,失水明显者可遵医嘱静脉补液,保持血钠<145 mmol/L,尿比重<1.020,补充因发热而丢失较多的水和盐,加快毒素排泄和热量散发,尤其是食欲差或不能进食者。心脏病患者或老年人应注意补液速度,避免过快导致急性肺水肿。

(3)降温护理:高热时可采用酒精擦浴、冰袋、冰帽等措施物理降温,以逐渐降温为宜,防止虚脱。儿童要预防惊厥。患者出汗时,及时协助擦汗、更换衣服,避免受凉。

(4)病情观察：监测并记录生命体征，以便观察热型，协助医师明确诊断。重症肺炎不一定有高热，重点观察儿童、老年人、久病体弱者的病情变化。

(5)用药护理：遵医嘱使用抗生素，观察疗效和不良反应。

2.清理呼吸道无效的护理

(1)环境：为患者提供安静、整洁、舒适的环境，保持室内空气新鲜，注意通风。

(2)饮食护理：鼓励饮水，足够的水分可保证呼吸道黏膜的湿润和病变黏膜的修复，利于痰液稀释和排出。

(3)病情观察：密切观察咳嗽、咳痰情况，详细记录痰液的色、质、量。正确收集痰标本，及时送检。

(4)促进有效排痰的方法如下。

深呼吸和有效咳嗽：适用于神志清醒，一般状况良好、能够配合的患者，有助于气道远端分泌物的排出。指导患者掌握有效咳嗽的正确方法：①患者尽可能采用坐位，先进行深而慢的呼吸 5～6 次，后深吸气至膈肌完全下降，屏气 3～5 秒，继而缩唇，缓慢地通过口腔将肺内气体呼出，再深吸一口气后屏气 3～5 秒，身体前倾，从胸腔进行 2～3 次短促有力的咳嗽，咳嗽同时收缩腹肌，或用手按压上腹部，帮助痰液咳出。②经常更换体位有利于痰液咳出。

胸部叩击：胸部叩击适用于久病体弱、长期卧床、排痰无力者。禁用于未经引流的气胸、肋骨骨折、有病理性骨折史、咯血、低血压及肺水肿等患者。方法：患者侧卧位或在他人协助下取坐位，叩击者两手手指弯曲并拢，使掌侧呈杯状，以手腕力量，从肺底自下而上，由外向内，迅速而有节律地叩击胸壁，震动气道，每一肺叶叩击 1～3 分钟，每分钟 120～180 次，叩击时发出一种空而深的拍击音表明手法正确。注意事项：①听诊肺部有无呼吸音异常及干、湿啰音，明确病变部位。②叩击时避开乳房、心脏、骨突部位(如脊椎、肩胛骨、胸骨)。③叩击力量适中，以患者不感到疼痛为宜；每次叩击时间以 5～15 分钟为宜，应安排在餐后 2 小时或餐前 30 分钟进行，以避免治疗中发生呕吐；操作时应密切注意患者的反应。④操作后患者休息，协助做好口腔护理，去除痰液气味；询问患者的感受，观察痰液情况复查生命体征、肺部呼吸音及啰音变化。

机械吸痰：适用于无力咳出黏稠痰液、意识不清或排痰困难者。可经患者的口、鼻腔、气管插管或气管切开处进行负压吸痰。

用药护理：遵医嘱给予抗生素、止咳、祛痰药物及雾化吸入，掌握药物的疗效和不良反应。不滥用药物,如排痰困难者勿自行服用强效镇咳药。

3.潜在并发症

感染性休克的护理如下。

(1)病情监测。①生命体征:有无心率加快、脉搏细速、血压下降、脉压变小、体温不升或高热、呼吸困难等,必要时进行心电监护。②精神和意识状态:有无精神萎靡、表情淡漠、烦躁不安、神志模糊等。③皮肤、黏膜:有无发绀、肢端湿冷。④出入量:有无尿量减少,疑有休克应测量每小时尿量及尿比重。⑤实验室检查:有无血气分析等指标的变化。

(2)感染性休克抢救配合:发现异常情况,立即通知医师,并备好物品,积极配合抢救。

体位:患者取仰卧中凹位,抬高头胸部20°、抬高下肢约30°,有利于呼吸和静脉血回流。

吸氧:给予高流量吸氧,维持PaO_2>60 mmHg,改善缺氧状况。

补充血容量:快速建立两条静脉通路,遵医嘱给予右旋糖酐或平衡液以维持有效血容量,降低血液黏滞度,防止弥散性血管内凝血;有明显酸中毒可应用5%碳酸氢钠静脉滴注,因其配伍禁忌较多,宜单独输入。随时监测患者的一般情况、血压、尿量、尿比重;监测中心静脉压,作为调整补液速度的指标,中心静脉压<5 cmH_2O可放心输液,达到10 cmH_2O应慎重,输液不宜过快,以免诱发急性心力衰竭。下列证据提示血容量已补足:口唇红润、肢端温暖、收缩压>90 mmHg、尿量>30 mL/h以上。

用药护理:①遵医嘱输入多巴胺、间羟胺(阿拉明)等血管活性药物。根据血压调整滴速,以维持收缩压在90~100 mmHg为宜,保证重要器官的血液供应,改善微循环。②联合使用广谱抗菌药物控制感染时,应注意药物疗效和不良反应。

(三)健康指导

1.疾病预防指导

向患者及家属讲解肺炎的病因和诱因。注意休息,劳逸结合,防止过度疲劳。参加体育锻炼,增强体质。避免受凉、淋雨、吸烟、酗酒。免疫功能低下者(糖尿病、血液病、艾滋病、营养不良、儿童等)和慢性阻塞性肺疾病、支气管扩张症、慢性病、长期卧床、年老体弱者,应注意经常改变体位、翻身拍背,咳出气道痰液,并注射肺炎疫苗。

2.疾病知识指导

遵医嘱按时服药，了解药物的作用、疗程和不良反应，定期随访。出现发热、心律失常、咳嗽、咳痰、胸痛等症状时，应及时就诊。

第三节　慢性阻塞性肺疾病

慢性阻塞性肺疾病(chronic obstructive pulmonary disease，COPD)是一组慢性气道阻塞性疾病的统称，是一种具有气流受限，不完全可逆，呈进行性发展的气道堵塞的疾病。COPD是呼吸系统的常见病、多发病，而且患病率和病死率高，据我国的流行病学研究表明40岁以上人群患病率为8.2%。COPD与慢性支气管炎肺气肿密切相关，也包括有慢性支气管阻塞的支气管哮喘及支气管扩张等疾病。

一、病因

确切的病因尚不清楚，但是所有与慢性支气管炎和阻塞性肺气肿发生有关的因素都有可能参与COPD的发病。目前将已经发现的危险因素分为外因和内因两类。

(一)外因

1.吸烟

吸烟是目前公认COPD最重要的危险因素，据流行病学研究显示吸烟人群的肺功能较不吸烟的人群肺功能异常的发生明显增高。

2.吸入职业粉尘和化学物质

烟雾、变应原、工业废气及室内空气污染，浓度过大或接触时间过长，均可导致COPD的发生。

3.空气污染

大气中的二氧化硫、二氧化氮、氯气等有害气体均可损伤气道黏膜，使纤毛清除功能下降，黏液分泌增多，为细菌感染创造条件，诱发感染。

4.呼吸道感染

呼吸道感染是COPD发生发展的最重要因素之一，长期反复感染可破坏气道正常的防御功能，损伤细支气管和肺泡。病毒、细菌和支原体是本疾病急性加重的重要因素。

(二)内因

1.遗传因素

流行病学研究结果提示COPD易患性与基因有关,涉及多个基因。

2.气道反应性

国内外流行病学研究结果表明,气道高反应性增高者其COPD的发病率也明显增高,二者关系密切。

3.肺发育生长不良

在胎儿期、新生儿期、婴儿期或儿童期由各种原因导致肺发育或生长不良的个体容易在成人之后患COPD。

4.各种外界致病因素

各种外界致病因素导致易患个体气道、肺实质和肺血管的慢性炎症。

二、临床表现

(一)慢性咳嗽

慢性咳嗽为首发症状,表现为早晨起床后咳嗽明显,睡眠时有阵咳或排痰,白天较轻,少数病例咳嗽不伴有咳痰,但随疾病发展可造成终生不愈。

(二)咳痰

清晨排痰多为白色黏液或浆液性的泡沫痰,偶有带血丝,急性发作或有细菌感染时痰量增多可有脓性痰。

(三)气短或呼吸困难

早期出现活动性气促,如在体力劳动或上楼等活动后,随病情发展严重后可出现日常活动或休息时也感到气短,这是COPD的标志性症状。

(四)喘息和胸闷

只有在重度COPD患者或者是急性加重时出现喘息,不是COPD的特异性症状。

(五)全身症状

临床中晚期患者有体重下降,食欲减退。合并感染时可咳血痰或咯血。

三、治疗要点

(一)稳定期治疗

1.教育和劝导患者戒烟

因职业或环境粉尘、刺激性气体所致者，应脱离污染环境。

2.支气管舒张药

支气管舒张药包括短期按需应用以暂时缓解症状，及长期规则应用以减轻症状。①β_2肾上腺素受体激动剂：主要有沙丁胺醇气雾剂，每次100～200 μg(1～2喷)，定量吸入，疗效持续4～5小时，每24小时不超过8～12喷。特布他林气雾剂亦有同样作用。沙美特罗、福莫特罗等长效β_2肾上腺素受体激动剂可缓解症状，每天仅需吸入2次。②抗胆碱能药：是COPD常用的药物，主要品种为异丙托溴铵气雾剂，定量吸入，起效较沙丁胺醇慢，持续6～8小时，每天3～4次。长效抗胆碱药有噻托溴铵选择性作用于M1、M3受体，每次吸入18 μg，每天1次。③茶碱类：茶碱缓释或控释片0.2 g，每12小时1次；氨茶碱0.1g，每天3次。

3.祛痰药

对痰不易咳出者可应用。

4.糖皮质激素

糖皮质激素用于重度和极重度患者和反复加重的患者。有研究显示，长期吸入糖皮质激素与长效β_2肾上腺素受体激动剂联合制剂，可增加运动耐量、减少急性加重发作频率、提高生活质量，甚至有些患者的肺功能得到改善。目前常用剂型有沙美特罗加氟替卡松、福莫特罗加布地奈德。

5.长期家庭氧疗(LTOT)

对COPD慢性呼吸衰竭者可提高生活质量和生存率。对血流动力学、运动能力、肺生理和精神状态均会产生有益的影响。LTOT指征：①$PaO_2 \leqslant 55$ mmHg或$SaO_2 \leqslant 88\%$，有或没有高碳酸血症。②PaO_2 55～60 mmHg，或$SaO_2 < 89\%$，并有肺动脉高压、心力衰竭水肿或红细胞增多症(血细胞比容>0.55)。一般用鼻导管吸氧，氧流量为1～2 L/min，吸氧时间10～15 h/d。目的是使患者在静息状态下，达到$PaO_2 \geqslant 60$ mmHg和(或)使SaO_2升至90%。

(二)急性加重期治疗

(1)确定急性加重期的原因及病情严重程度，最多见的急性加重原因是细菌或病毒感染。

(2)根据病情严重程度决定门诊治疗或者住院治疗。

(3)支气管舒张药:有严重喘息症状者可给予较大剂量雾化吸入治疗,如应用沙丁胺醇或异丙托溴铵,通过雾化器给患者吸入治疗以缓解症状。

(4)低流量吸氧:发生低氧血症者可鼻导管吸氧,或通过面罩吸氧。鼻导管给氧时,氧浓度估算公式为:氧浓度(%)=21+4×氧流量(L/min)。一般吸入氧浓度为28%~30%,应避免吸入氧浓度过高而引起CO_2潴留。

(5)抗生素:当患者呼吸困难加重,咳嗽伴痰量增加、有脓性痰时,应根据患者所在地常见病原菌类型及药物敏感情况积极选用抗生素治疗。

(6)糖皮质激素:对急性加重期患者可考虑口服泼尼松 30~40 mg/d,也可静脉给予甲泼尼龙 40~80 mg,每天 1 次。连续 5~7 天。

(7)祛痰剂:溴己新 8~16 mg,每天 3 次;盐酸氨溴索 30 mg,每天 3 次酌情选用。

四、护理

(一)护理评估

评估患者既往有无慢性肺疾病或与肺疾病相关的病史;评估患者有无呼吸困难及其程度,是否发绀,有无精神神经症状;评估有无异常呼吸音,重点评估患者血气分析结果等。

(二)护理措施

1.休息与活动

给予舒适的体位,端坐位或半坐位,有利于呼吸。晚期患者宜采取身体前倾位,使腹肌参与呼吸,视病情安排合适的活动量,活动以不感到疲劳,不加重症状为宜。室内保持合适的温湿度,冬季注意保暖,避免直接吸入冷空气。

2.保持呼吸道的畅通

鼓励患者咳嗽,指导患者正确咳嗽,促进排痰。

3.氧疗护理

呼吸困难伴低氧血症可采用低流量、低浓度持续给氧,氧流量 1~2 L/min,避免吸入氧浓度过高而引起CO_2潴留。长期的持续低流量吸氧能改善缺氧的症状,还有助于降低肺循环的阻力,减轻肺动脉高压和右心负荷。氧疗有效的指标:患者呼吸困难减轻,呼吸频率减慢,发绀减轻,活动耐力增加。

4.用药护理

遵医嘱给予抗感染治疗,有效地控制呼吸道感染;使用支气管舒张药和祛痰药应注意观察用药疗效和不良反应。

5.饮食护理

鼓励患者多饮水，给予高热量、高蛋白质、高维生素的流质饮食、半流质饮食、软质饮食，少量多餐，少吃产气食品，防止产气影响膈肌运动。

6.加强心理护理

护士应聆听患者的叙述，疏导其心理压力，必要时请心理医师协助诊治。

7.呼吸训练

(1)腹式呼吸：又称为膈式呼吸训练。吸气时，膈肌收缩下降，腹肌松弛，保证最大吸气量，腹部隆起。呼气时，腹肌收缩帮助膈肌松弛，随腹腔内压增加而上抬，增加呼吸潮气量，腹部塌陷，胸部保持不动。每分钟 7～8 次，每次 10～20 分钟，每天锻炼 2 次。腹式呼吸需深而缓，可增加潮气量，减少功能残气量，提高肺泡通气量，降低呼吸功耗，缓解呼吸困难症状，改善换气功能。

(2)缩唇腹式呼吸：用鼻吸气，嘴呼气，呼气时嘴唇缩成吹口哨状，吸呼比为1∶2 或1∶3，此方法适用于气道阻力增加的患者。缩唇腹式呼吸是结合腹式呼吸及缩唇呼吸，即将双手分别置于前胸部及上腹部，用鼻缓慢吸气，膈肌松弛，腹部的手有向上抬起的感觉，而胸部的手原位不动；呼气时缩唇，口唇缩成吹口哨状，使气体通过缩窄的口型缓缓呼出，腹肌收缩，腹部的手有下降感，吸气与呼气时间比为 1∶2 或 1∶3，尽量做到深吸慢呼，缩唇程度以不感到费力为适度，每天 7～8 次，每次 5～15 分钟，每天 2 次。呼吸功能锻炼可增强膈肌力量，减少气道阻力或无效腔，增加肺泡通气量，提高潮气量，是预防肺部感染的理想措施之一。

第四节 肺动脉高压

肺动脉高压(pulmonary arterial hypertension，PAH)是发病率较低、预后较差的恶性肺血管疾病，表现为肺动脉压力和肺血管阻力进行性升高，最终导致右心衰竭和死亡。肺动脉高压是一种肺动脉循环血流受限引起肺血管阻力病理性增高，并最终导致右心衰竭的综合征。从血流动力学角度来看，是指海平面水平，右心导管测得平均肺动脉压(mPAP)≥25 mmHg(1 mmHg=0.133 kPa)，同时心排血量减少或正常和肺小动脉楔压(PAWP)≤15 mmHg 和肺血管阻力

(PVR)＞3 WU。

20世纪80年代进行的美国原发性肺动脉高压登记注册研究显示其1年、3年、5年生存率分别为68%、48%、34%。近10余年来随着PAH规范化诊治的推广、新的靶向药物的应用，2000年后进行的PAH登记注册研究结果均显示预后较前有所改善。

一、肺动脉高压病因、分类与发病机制

（一）病因、分类

2018年举行的第六次世界肺高血压会议对肺高血压的诊断分类再次进行更新（详见表3-1）。

表3-1　第六届世界肺高血压论坛推荐的肺高血压分类

分类	致病因素
（一）肺动脉高压	
1.特发性肺动脉高压	
2.遗传性肺动脉高压	
3.药物和毒物相关性肺动脉高压	
4.疾病相关性肺动脉高压	结缔组织病；人类免疫缺陷病毒感染；门脉高压；先天性心脏病；血吸虫病；肺静脉闭塞病；肺毛细血管瘤样增生症；新生儿持续性肺动脉高压
（二）左心疾病相关性肺高血压	左心室收缩功能不全；先天性/获得性左心流入道/流出道梗阻；心脏瓣膜疾病
（三）肺部疾病和（或）低氧相关性肺动脉高压	慢性阻塞性肺疾病；间质性肺疾病；睡眠呼吸障碍；肺泡低通气综合征；其他限制性或阻塞性肺疾病；慢性高原病；先天性膈疝；支气管发育不良
（四）慢性血栓栓塞性肺动脉高压	
（五）多种未明确机制所致肺动脉高压	血液系统疾病：骨髓增生异常；脾切除；系统性疾病：结节病，肺组织细胞增多症，肺平滑肌瘤病，神经纤维瘤，血管炎；代谢性疾病：糖原贮积症，戈谢病，甲状腺疾病；其他：肿瘤压迫，纤维纵隔炎，慢性肾功能不全，阶段性肺动脉高压

（二）发病机制

PAH的研究已有100多年，但其发病机制尚未完全明了。PAH的病理改变为肺小动脉闭塞及有效循环血管床数量的锐减，肺血管内皮细胞损伤引起血管收缩反应增强和肺动脉平滑肌细胞增生、肥厚，外周小血管肌化，以及细胞外

基质的增多，导致肺血管重构。研究认为与肺血管内皮功能异常、血管收缩及血栓形成有关。从病理学角度分析，是由于各种原因引起肺动脉内皮细胞，平滑肌细胞，包括离子通道的损伤，导致细胞内钙离子浓度升高，平滑肌细胞过度收缩和增殖，及凋亡减弱等一系列血管重构过程，引起肺血管闭塞，血管阻力增加。可能与缺氧、神经体液、先天性、遗传等因素有关。其组织病理学改变主要累及内径为 100～1 000 μm 的肺毛细血管前肌型小动脉，早期病变为血管中层平滑肌细胞和内膜细胞增生，晚期为血管壁纤维化，胶原沉着，呈特征性的丛样病变。

随着 PAH 发病机制的深入研究，发现一氧化氮（NO）、内皮素（ET-1）、5-羟色胺（5-HT）、血栓烷（TX2）和前列环素失衡、血管生成素等细胞因子、基因分子等成分对肺血管的舒张和收缩调节失衡，引起肺血管收缩、增厚、内皮细胞瘤样增生、血栓形成等病理形态学改变，导致血管重塑、心力衰竭、静脉淤血等使病情进行性加重。近年来，细胞生物学和分子遗传学的飞速发展促进了对肺动脉高压发病机制的深入研究，进而带动了肺动脉高压诊断学和治疗学研究的进步。

二、临床表现

肺动脉高压缺乏特异性的临床症状，患者早期可无自觉症状或仅出现原发疾病的临床表现，随肺动脉压力升高出现一些非特异性症状，如劳力性呼吸困难、乏力、晕厥、胸痛、水肿、腹胀等。

（一）气短、呼吸困难

气短、呼吸困难是早期、常见的症状，其特征是劳力性，发生率超过 98%。主要表现为活动后气短，休息时好转；严重患者休息时亦可出现。

（二）疲乏

因心排血量下降，氧交换和运输减少引起的组织缺氧。各人的表现不尽相同，严重程度常与气喘相似。

（三）胸痛

约 30%的患者会出现胸痛，多在活动时出现。其持续时间、部位和疼痛性质多变，并无特异性表现。

（四）晕厥

PAH 患者由于小肺动脉存在广泛狭窄甚至闭塞样病变，肺血管阻力明显增加，导致心排血量下降。患者活动时由于心排血量不能相应增加，脑供血不足，容易引起低血压甚至晕厥。诱发晕厥的可能因素：①肺血管高阻力限制心排血量的增加;②低氧性静脉血通过开放的卵圆孔分流向体循环;③体循环阻力下降;④肺小动脉痉挛;⑤大的栓子堵塞肺动脉;⑥突发心律失常,特别是恶性心律失常。有些患者晕厥前没有前驱症状,如患者出现胸痛、头晕、肢体麻木感应警惕晕厥发生。

(五)水肿

右心功能不全时可出现身体不同部位的水肿,严重时可有颈静脉充盈、怒张,肝大,腹水、胸腔积液甚至心包积液,这些症状的出现标志着患者右心功能不全已发展到比较严重的程度。

(六)咳嗽、咯血

PAH 患者肺小动脉狭窄、闭塞,引起侧支循环血管开放。由于侧支循环血管的管壁较薄,在高压力血流的冲击下容易破裂出血。出血主要发生在毛细血管前小肺动脉及各级分支和(或)肺泡毛细血管。约 20%PAH 患者有咳嗽,多为干咳,有时可能伴痰中带血或咯血。咯血量较少,也可因大咯血死亡。

(七)发绀

1.中心性发绀

中心性发绀多见于先天性心脏病、艾森曼格综合征、心力衰竭、支气管扩张的患者。出现中心性发绀提示患者全身组织缺氧,是疾病严重的标志之一。

2.差异性发绀

差异性发绀是动脉导管未闭、艾森曼格综合征患者特有的临床表现,有很高的诊断价值。

(八)杵状指

有些先天性心脏病和慢性肺疾病的患者,其手指或足趾末端增生、肥厚、呈杵状膨大,这种现象称为杵状指。

(九)雷诺现象

雷诺现象是由于手指和足趾对寒冷异常敏感所致,10%～14%的 PAH 患者存在雷诺现象,提示预后不佳。

(十)其他

PAH 患者出现声音嘶哑,系肺动脉扩张挤压左侧喉返神经所致,病情好转后可消失。

所有类型的 PAH 患者症状都类似,但上述症状都缺乏特异性,PAH 以外的疾病也可引起。PAH患者症状的严重程度与PAH的发展程度有直接相关性。

三、肺动脉高压诊断标准与检查

(一)诊断标准

根据肺动脉高压诊治指南,PAH的诊断标准:静息状态下,右心导管测得的平均肺动脉压(mPAP)≥25 mmHg,并且PAWP≤15 mmHg,PVR>3 WU。肺动脉高压的诊断应包含两部分:①确诊肺动脉高压;②确定肺动脉高压的类型和病因。

(二)检查

PAH的早期诊断和治疗,是决定其预后的关键。美国胸科医师学会《PAH诊断和治疗指南》推荐对高危人群进行筛查。欧洲心脏病学会和欧洲呼吸学会(ESC/ERS)发布的《肺动脉高压诊治指南》提到下列实验室和辅助检查有助于PAH的诊断,确定PAH的分类。

1.实验室检查

实验室检查主要包括脑钠肽、肌钙蛋白、C反应蛋白水平、代谢生化标志物等。脑钠肽能反应PAH患者病情的严重程度、疗效、生存和预后,且与血流动力学变化密切相关,是监测右心衰竭的重要指标。肌钙蛋白T检测敏感性和特异性很高,其血浆中浓度与心肌受损程度成正相关。C反应蛋白水平在PAH患者中明显升高,与疾病严重程度密切相关,是预测PAH死亡和临床恶化独立的风险因素。

2.心电图检查

PAH特征性的心电图改变:①电轴右偏;②Ⅰ导联出现s波;③肺型P波;④右心肥厚的表现,右胸前导联可出现ST-T波低平或倒置。心电图检查作为筛查手段,其敏感性和特异性均不是很高。

3.胸部X线检查

PAH患者胸片的改变包括肺动脉扩张和周围肺纹理减少。胸片检查可以帮助排除中至重度的肺部疾病或肺静脉高压患者,但肺动脉高压的严重程度和肺部X线检查的结果可不一致。

4.肺功能检查和动脉血气分析

PAH患者的肺功能特点为通气功能相对正常,弥散功能减退,运动肺功能异常。由于过度换气,动脉二氧化碳分压通常降低。

5.超声心动图检查

超声心动图是筛选 PAH 最重要的无创性检查方法，它提供肺动脉压力估测数值，同时能评估病情严重程度和预后。每个疑似 PAH 患者都应该进行该项检查。右心的形态、功能与 PAH 患者的预后密切相关，也是超声心动图评价 PAH 的核心。研究显示，临床常规采集的一些指标可以反应 PAH 患者的预后。超声探测到中量至大量心包积液的 PAH 患者病死率增加。

6.腹部超声检查

可以排除肝硬化和门脉高压。应用造影剂和彩色多普勒超声能够提高准确率。门脉高压可以通过右心导管检查阻塞静脉和非阻塞静脉压力差确诊。

7.高分辨率计算机体层成像检查

作为一种成熟的技术在肺动脉高压鉴别诊断中有重要的作用，也是不明原因的肺动脉高压的一线检查手段。

8.胸部磁共振(MRI)检查

胸部 MRI 诊断 PAH 可以从肺动脉形态改变，也可以从其功能变化上进行较全面分析肺动脉及其分支管径和右心功能情况。

9.通气/灌注显像检查

用于 PAH 中怀疑慢性血栓栓塞性肺动脉高压的患者。通气/灌注扫描在确诊慢性血栓栓塞性肺动脉高压中比 CT 的敏感性高。

10.肺动脉造影检查

肺动脉造影是了解肺血管分布、解剖结构、血流灌注的重要手段之一。

11.右心导管检查

右心导管检查是目前临床测定肺动脉压力最为准确的方法，也是评价各种无创性测压方法准确性的“金标准”，能准确评价血流动力学受损的程度、测试肺血管反应性。

12.急性血管扩张试验

这一试验现已成为国际上公认筛选钙通道阻滞剂敏感患者的最可靠检查手段。研究证实，急性血管扩张试验阳性患者使用钙通道阻滞剂治疗可以使预后得到显著的改善。

四、肺动脉高压患者功能分级评价标准

功能分级是临床上选择用药方案的根据及评价用药后疗效的重要指标。世界卫生组织(WHO)根据 PAH 患者临床表现的严重程度将 PAH 分为 4 级，从

Ⅰ级到Ⅳ级表示病情逐渐加重，是评估患者病情的重要指标。WHO心功能分级是对患者运动耐力的粗略评估，研究显示心功能分级是预后的强预测因子，与WHO心功能Ⅱ级患者相比，心功能Ⅲ级及Ⅳ级的患者预后差，而经治疗后心功能分级改善的患者生存率也改善（详见表3-2）。

表3-2　WHO肺动脉高压患者功能分级评价标准

分级	描述
Ⅰ	患者体力活动不受限，日常体力活动不会导致气短、乏力、胸痛或黑矇
Ⅱ	患者体力活动轻度受限，休息时无不适，但日常体力活动会出现气短、乏力、胸痛或近乎晕厥
Ⅲ	患者体力活动明显受限，休息时无不适，但轻微日常活动即导致气短、乏力、胸痛或近乎晕厥
Ⅳ	患者不能做任何体力活动，有右心衰竭的征象，休息时可有气短和（或）乏力，任何体力活动都可加重症状

五、肺动脉高压的治疗

目前PAH仍是一种无法根治的恶性疾病。现有的治疗手段无法从根本上逆转PAH，只能相对延缓病情恶化。

20世纪90年代前，对PAH缺少治疗手段，医学界常采用主要针对右心功能不全和肺动脉原位血栓形成的、无特异性的传统治疗（氧疗、利尿、强心和抗凝等）。20世纪90年代后，联合新型靶向药物治疗（目前公认的PAH三大治疗途径靶向药物，如钙通道阻滞剂、内皮素受体拮抗剂、前列环素及其类似物、吸入一氧化氮和5型磷酸二酯酶抑制等），生存率得到明显提高。但PAH患者的治疗不能仅仅局限于单纯的药物治疗，专科医师根据PAH的不同临床类型、PAH的功能分类，评估患者的病情、血管反应性、药物有效性和不同药物联合治疗等，制订一套完整的个体化治疗方案，其中包括原发病、基础疾病的治疗，靶向治疗及手术治疗。

（一）肺动脉高压的传统治疗

吸氧、强心、利尿、抗凝是肺动脉高压的基本治疗措施。低氧是强烈的肺血管收缩因子，可影响肺动脉高压的发生和发展。通常认为将患者的动脉血氧饱和度持续维持在90%以上很重要。肺动脉高压患者合并右心衰竭失代偿时使用利尿剂可明显减轻症状。在使用利尿剂时，应密切观察电解质和肾功能的变化。肺动脉高压患者常有心力衰竭和体力活动减少等危险因素存在，易发生静脉血栓栓塞，抗凝治疗可提高患者生存率。

(二)肺动脉高压靶向药物治疗

肺动脉高压靶向药物治疗包括钙通道阻滞剂类、前列环素类似物(贝前列素钠、吸入用伊洛前列素溶液)、内皮素受体拮抗剂(波生坦、安立生坦)、磷酸二酯酶抑制剂(西地那非、伐地那非)、Rho 激酶抑制剂等。

1.钙通道阻滞剂(CCB)

钙通道阻滞剂在急性血管反应试验阳性患者中有较好的疗效,长期应用大剂量钙通道阻滞剂可以延长此类患者的生存期,与钙通道阻滞剂治疗无效的患者相比,其 5 年生存率明显提高,分别为 95%和 27%。但须指出的是,其仅对 5%～10%的急性血管扩张试验阳性的轻、中度 PAH 患者有效,在不出现不良事件的情况下,可以最高耐受量进行治疗。

2.前列环素(PGI2)及类似物

能明显扩张肺循环和体循环,抑制血小板聚集,抑制平滑肌细胞的迁移和增殖,延缓肺血管结构重建,抑制内皮素合成和分泌等作用。PGI2 类似物伊洛前列素、曲前列环素等药物相继在欧洲、美国、日本等国家上市用于治疗肺动脉高压,均取得较好疗效。

3.内皮素(ET)受体拮抗剂

ET-A 受体激活引起血管收缩和血管平滑肌细胞增殖,ET-B 受体激活后调节血管内皮素的清除和诱导内皮细胞产生 NO 和前列环素。内皮素受体拮抗剂有双重内皮素受体拮抗剂波生坦和选择性内皮素受体拮抗剂西他生坦。多中心对照临床试验结果证实,该药可改善肺动脉高压患者的临床症状和血流动力学指标,提高运动耐量,改善生活质量和生存率,推迟临床恶化的时间。欧洲和美国的指南认为,该药是治疗心功能Ⅲ级肺动脉高压患者首选治疗药物。

4.磷酸二酯酶抑制剂

西地那非是一种选择性口服磷酸二酯酶抑制剂,通过升高细胞内环磷鸟苷水平舒张血管并起到抗血管平滑肌细胞增殖的作用。多项临床试验证实,西地那非能够改善 PAH 患者的运动力,降低肺动脉压力和改善血流动力学。

肺动脉高压是由多因素导致肺血管损伤的病理生理过程。药物联合治疗可以使药物的治疗作用相互叠加,互相促进,从而疗效增加。开展药物联合治疗可能寻找到长期有效的肺动脉高压治疗方案。

(三)肺动脉高压的外科治疗

介入和手术治疗适用于重度 PAH 患者,行房间隔造瘘术可提高生存率,但经导管或手术行房间隔造瘘术均是姑息方法，适应证为内科治疗无效或者为肺移植过度治疗的患者。

五、肺动脉高压的护理

(一)护理评估

1.一般情况评估

(1)一般资料：包括护理对象的姓名、性别、年龄、民族、职业、婚姻状况、受教育水平、家庭住址、联系人等。

(2)目前健康状况：包括此次患病的情况，主述，当前的饮食、营养、排泄、睡眠、自理和活动等情况。

(3)既往健康状况：包括既往患病史、创伤史、手术史、过敏史、烟酒嗜好，女性患者的婚育史和月经史、家族史等。

(4)心理状态：包括护理对象对疾病的认识和态度，康复的信心，患病后精神、情绪及行为的改变等。

(5)社会文化状况：包括护理对象的职业、经济状况、卫生保健待遇，以及家庭、社会的支持系统状况等。

2.症状评估

(1)评估神志，面色，颈静脉充盈情况，皮肤温度、湿度；有无发绀、咯血、胸痛、晕厥、声音嘶哑、杵状指(趾)、四肢厥冷等症状。

(2)评估心率、心律等变化。

(3)评估呼吸频率、节律、呼吸方式等变化，监测动脉血气等。

(4)评估血压、脉压的变化，询问患者有无头晕、乏力等症状。

(5)评估体温变化，尤其是危重患者及合并肺部感染患者。

(6)评估患者有无双下肢水肿、腹水等情况。

(二)病情观察

(1)加强患者生命体征情况的观察，及时发现病情变化，异常时及时通知医师，准确执行各项医嘱。

(2)观察患者神志，面色，颈静脉充盈情况，皮肤温度、湿度；有无发绀、咯血、胸痛、晕厥、声音嘶哑、杵状指(趾)、四肢厥冷等症状。

(3)心力衰竭患者输液速度控制在20～30滴/分钟；观察药物作用及不良反应。

(4)准确记录24小时出入量，每天测量腹围、体重等。

(三)氧疗护理

低氧会引起肺血管收缩,能加重肺动脉高压。氧疗可以缓解支气管痉挛、减轻呼吸困难,改善通气功能障碍;能改善睡眠和大脑供氧状况,提高运动耐力和生命质量;能减轻红细胞增多症,降低血液黏稠度,减轻右心室负荷,延缓右心衰竭的发生、发展。

(1)PAH 患者需要长期氧疗,使患者动脉血氧饱和度>90%。通常氧流量控制在 2~3 L/min,每天吸氧时间一般不少于 6 小时;静息时指末氧饱和度低于 90%患者吸氧不少于 15 h/d。

(2)合并心力衰竭患者缺氧严重而无 CO_2潴留时氧流量为 6~8 L/min;低氧血症,伴 CO_2潴留时氧流量为 1~2 L/min。

(3)观察氧疗效果,如呼吸困难缓解,心率下降,发绀减轻,氧分压(PaO_2)上升等,表示纠正缺氧有效。若出汗、球结膜充血、呼吸过缓、意识障碍加深,二氧化碳分压($PaCO_2$)升高,须警惕 CO_2潴留加重,遵医嘱给予呼吸兴奋剂静脉滴注或无创呼吸机辅助呼吸。

(4)为了预防呼吸道感染,清洁鼻腔 2 次/天,75%酒精棉球消毒鼻导管 2 次/天,湿化瓶每天消毒。

(四)饮食护理

(1)指导患者进食易消化、低盐、低蛋白、维生素丰富和适量无机盐的食物。进餐时取端坐位,少量多餐,切忌过饱,避免餐后胃肠过度充盈及横膈抬高,增加心脏负荷;避免摄入过多碳酸饮料、进食产气、油腻食物;饭后取坐位或半卧位 30 分钟。香烟中的尼古丁可损伤血管内皮细胞,引起静脉收缩,影响血液循环,禁忌吸烟。

(2)合并心力衰竭的饮食护理:指导患者进流质、半流质,病情好转后进食软饭;吃新鲜蔬菜、水果,适量吃鱼、瘦肉、牛奶等;维生素 B_1及维生素 C,可以保护心肌。低钾血症时会出现心律失常,长期利尿治疗的患者应多吃含钾丰富的食物及水果,如土豆、紫菜、油菜、西红柿、牛奶、香蕉、红枣、橘子等;限制钠盐摄入,每天 2~3 g 为宜。忌食用各种咸菜、豆制品、腌制食品等;一般情况下,量出而入,可根据患者的运动量、排尿量计算入水量;每天蛋白质可控制在 25~30 g。一般情况下,量出而入,WHO 心功能Ⅰ、Ⅱ级患者 24 小时液体摄入量为 1 500 mL左右,夏季可稍增加;WHO 心功能Ⅲ级、Ⅳ级者应严格控制饮水量,一

般24小时不超过600～800 mL。

(3)抗凝治疗的饮食护理适当减少摄入酸奶酪、猪肝、蛋黄、豆类、海藻类、绿色蔬菜和维生素E制剂。因为绿色蔬菜中含有丰富的维生素K,维生素K可以增加凝血酶的生成,导致华法林的作用减弱。

(五)用药观察

目前临床应用于PAH的药物有强心药、抗凝剂、利尿剂、靶向药物等。

(1)使用地高辛时应观察有无恶心、厌食、腹泻、腹痛、头痛、精神错乱、幻觉、抑郁、视力变化(黄绿色晕)等中毒反应;测心率、心律;心率小于60次/分钟或大于120次/分钟,心律不齐等及时报告医师,必要时停药。

(2)应用抗凝剂时,应重点观察患者口腔黏膜、牙龈、鼻腔及皮下的出血倾向;关注华法林用量、INR的监测间隔时间是否需要进行调整,还应指导患者规律服药,不能漏服、重复及延迟用药。

(3)使用利尿剂的患者,应观察患者血电解质情况,要准确记录出入水量,观察其下肢水肿有无加重。

(4)靶向药物治疗者观察药物不良反应,如有无头晕、头痛、面部潮红、腹泻等症状。护士应落实药物宣教,必要时提供专用的分药器,指导患者正确分药,尽量使药物分割均匀,保证每次剂量准确。①钙通道阻滞剂:患者可出现头痛、面红、心悸等不良反应,密切观察心律、心率,血压的变化。②前列环素及类似物:如吸入性伊洛前列素是一种治疗PAH安全有效的药物,主要不良反应有潮热、面部发红、头痛、颊肌痉挛(口腔开合困难)、咳嗽加重、血压降低(低血压)、抑制血小板功能和呼吸窘迫等。伊洛前列素雾化吸入时患者尽量取坐位或半卧位,如果患者出现呼吸困难、气急,可暂停,给予吸氧。伊洛前列素的血管扩张作用,会引起颜面部血管扩张充血,皮肤潮红,在雾化治疗期间避免使用面罩,仅使用口含器来给药。有晕厥史的患者应避免情绪激动,每天清醒未下床时吸入首剂。③内皮素受体拮抗剂:如波生坦,主要不良反应是肝功能异常,需要每个月检测一次肝功能,当转氨酶升高大于正常、血红蛋白含量减少时应减少剂量或停药;并对患者做好安抚工作。④磷酸二酯酶抑制剂:如西地那非。口服西地那非的患者常会出现晕厥现象。因此,护理人员要重视安全护理,患者服药后卧床休息30～60分钟,防止直立性低血压。另外,西地那非联合利尿剂使用会导致患者口渴,应注意控制饮水量在600～800 mL/d,并向患者讲解限水的重要性。将湿纱布含于清醒无睡眠的患者口中,可起到解渴作用。

(5)如有异常及时报告医师,停止用药。

(六)休息与排便

(1)建立良好的睡眠卫生习惯,根据心功能状况合理安排活动量。WHO 肺高压功能Ⅲ级的患者,护理人员协助进食、洗漱、大小便等生活护理,严格限制体力活动;WHO 肺高压功能Ⅳ级的患者需绝对卧床、进食、洗漱、大小便均在床上,由护理人员帮助完成一切生活护理。

(2)养成按时排便习惯,保持大便通畅,避免发生便秘。如果排便不畅,给予温水按摩腹部或开塞露纳肛,必要时行甘油灌肠剂灌肠等通便治疗,严禁排便时用力屏气,防止诱发阿-斯综合征。

(七)心理护理

靶向药物基本上是进口药,价格较贵,目前大部分地区尚未列入医保。患者需要长期治疗,医疗费用高,精神压力、经济压力巨大。患者易生气,产生悲观、焦虑、抑郁、烦躁等心理。抑郁、焦虑、生气等会使肺动脉压力升高,不利于疾病恢复。护士提供持续的情感支持,加强与患者沟通,提供优质护理服务,尽量满足患者的需求,鼓励、帮助患者树立战胜疾病的信心,积极配合治疗与护理。

(八)出院指导

(1)加强锻炼,按时作息,注意休息,避免劳累,劳累后易诱发心力衰竭。

(2)消除患者紧张、焦虑、恐惧情绪,保证睡眠质量。

(3)外出时注意保暖,尽量不要去人群密集的地方,避免感冒,因为感冒后易诱发心力衰竭。

(4)长期家庭氧疗。

(5)扩张肺血管、激素、抗凝、利尿、补钾等治疗药,必须规律、足量、全程用药,必须在专业医师指导下用药,不能擅自停药或减量。

(6)有咳嗽、胸闷、气急、呼吸困难、尿量减少、下肢水肿等病情变化,及时就医。

(7)禁烟,可以适量喝红葡萄酒。

(8)定期随访。

第五节　肺栓塞

肺栓塞(pulmonary embolism,PE)作为严重威胁生命的危重病,受到普遍关注。肺栓塞是指外来栓子进入血液循环,造成肺动脉堵塞所引起的一系列以肺循环障碍为主的临床和病理生理综合征。肺栓塞是一组疾病的统称,除肺血栓栓塞症(pulmonary thromboembolism,PTE)外,还包括脂肪、羊水、空气、异物栓塞等。肺动脉栓塞发生后,若所支配区域的肺组织因血流受阻或中断发生坏死,被称为肺梗死(pulmonary infarction,PI)。引起 PTE 的血栓主要来源于深静脉血栓(deep venous thrombosis,DVT),常为 DVT 的并发症。DVT 与 PTE 为同一种疾病发生过程中在不同部位、不同阶段的两种临床表现形式,二者共属静脉血栓栓塞症(venous thromboembolism,VTE)。

一、发病率、易患因素与病理

(一)国内外 PTE 与 DVT 发生率

PTE 是临床以呼吸困难为主的急症,病死率及误、漏诊率高。西方资料显示美国每年新发患者可达 65 万～70 万,在心血管疾病中仅次于冠状动脉粥样硬化性心脏病及高血压,占第三位。每年有 10 万 PTE 患者死亡,病死率仅次于肿瘤及心肌梗死,西方国家总人群中 DVT 形成和 PTE 的年发病率估计分别为 1.0‰和0.5‰。我国 PTE 病死率达 20%～30%。

(二)易患因素

1.先天性易患因素

先天性易患因素主要包括遗传性抗凝血酶-Ⅲ(AT-Ⅲ)缺乏症,遗传性蛋白 C 缺乏症,遗传性蛋白 S 缺乏症,以及活化的蛋白 C 抵抗,凝血酶原基因 G20210A 变异,先天性纤溶异常等。

2.获得性易患因素

年龄与性别;血栓性静脉炎,静脉曲张;外科手术,骨折和创伤;心肺脑血管疾病,恶性肿瘤,制动;妊娠和服用避孕药,结缔组织病。其他如肥胖、吸烟、肾病综合征、糖尿病、长途旅行、植入人工假体等。

(三)病理

引起肺栓塞最多见的栓子为血栓,其他少见的有空气、脂肪、羊水等。栓子大小不一，可从微血栓到巨大的骑跨型血栓，累及2个或2个以上肺叶动脉为“大块肺栓塞”。就肺栓塞发生部位，右肺多于左肺，下叶多于上叶；可发生在单侧，也可发生在双侧，后者多于前者；发生在肺动脉主干者<10%，PI发生率低，仅占尸检PTE 10%～15%，且多发生在原有心、肺疾病，支气管循环障碍或肺静脉高压的患者。若纤溶机制不能完全溶解血栓，24小时后栓子表面即逐渐为内皮样细胞被覆，2周后牢固贴于动脉壁，血管重建。早期栓子退缩，血流再通的冲刷作用，覆盖于栓子表面的纤维素、血小板凝集物及溶栓过程，都可以产生新栓子，进一步栓塞小的血管分支。梗死的肺组织主要表现为出血性改变，多靠近肋膈角附近的下肺叶，常累及邻近胸膜，发生血性或浆液性胸腔积液。梗死的坏死组织被吸收，常不遗留瘢痕或仅有少量条状瘢痕形成。慢性患者在愈合的梗死区或机化的血栓栓塞部位，可通过扩大毛细血管，发生支气管-肺动脉侧支吻合。

二、临床表现

(一)临床综合征

1.急性肺源性心脏病

突然发作性的呼吸困难，濒死感、发绀、右心功能不全、低血压、肢端湿冷等，常见于突然栓塞2个以上肺叶的患者。

2.出血性肺不张和肺梗死

突然发作性呼吸困难、胸痛、咯血、胸膜摩擦音和胸腔积液。

3.不能解释的呼吸困难

栓塞面积相对较小，是提示无效腔增加的唯一症状。

4.慢性血栓栓塞性肺动脉高压

起病缓慢，可有间断发作性呼吸困难，但多较轻或被误诊，发现较晚，主要表现为重症肺动脉高压和右心功能不全，是一种进行性发展的临床类型。

5.猝死

也有少见的矛盾性栓塞和非血栓性肺栓塞，前者多系与肺栓塞同时存在的脑卒中等，由肺动脉高压卵圆孔开放、静脉栓子达到体循环系统引起；后者可能是由长骨骨折引起的脂肪栓塞综合征或与中心静脉导管有关的空气栓塞。

(二)临床分型

1.大面积PTE

临床多以休克和低血压为主要表现，即体循环压<90 mmHg，或较基础值

下降幅度≥40 mmHg，持续15分钟以上，须除外新发的心律失常、低血容量或感染中毒症所致的血压下降。

2.非大面积PTE

此型患者中，一部分人的超声心动图表现有右心室运动功能减弱或临床上表现右心功能不全表现，归为次大面积PTE亚型。

大面积PTE和次大面积PTE属于危重症和重症PTE，临床上一般需要积极采取合理治疗方案进行治疗。

(三)临床症状

1.呼吸困难

呼吸频率>20次/分钟，伴或不伴发绀，是肺栓塞最常见的症状，占80%～90%，多于栓塞后即刻出现，尤以活动后明显，静息时缓解。有时很快消失，数天或数月后可重复发生，系肺栓塞复发所致，应予重视。呼吸困难可轻可重，特别要重视轻度呼吸困难者。

2.胸痛

胸痛包括胸膜炎性胸痛和心绞痛样胸痛。胸膜炎性胸痛发生率为40%～70%，程度多为轻到中度，有时胸痛可十分强烈，主要与局部炎症反应程度、胸腔积液量和患者的痛觉敏感性有关系。与患者病情转归并无明显关联，相反胸痛却往往提示栓塞部位比较靠近外周，预后可能较好。心绞痛样胸痛发生率为4%～12%，发生时间较早，往往在栓塞后迅速出现，严重者可出现心肌梗死，胸痛剧烈，且持续不缓解。

3.咯血

发生率约占30%。其原因除了肺梗死外，可能更多的是由于出血性肺不张引起。多于栓塞后24小时左右出现，量不多，鲜红色，数天后可变成暗红色。慢性栓塞性肺动脉高压患者，可由于支气管黏膜下代偿性扩张的支气管动脉系统血管破裂引起出血。

4.惊恐

发生率约为55%，原因不清，可能与胸痛或低氧血症有关。忧虑和呼吸困难不要轻易诊断为癔症或高通气综合征。

5.咳嗽

咳嗽约占37%，多为干咳，或有少量白痰，也可伴有喘息，发生率约9%。

6.心悸

心悸发生率为10%～18%，多于栓塞后即刻出现，主要由快速心律失常引起。

7.晕厥

晕厥占11%～20%，其中约30%的患者表现为反复晕厥发作。主要表现是突然发作的一过性意识丧失，多合并有呼吸困难和气促表现。可伴有晕厥前症状，如头晕、黑矇、视物旋转等。多数患者在短期内恢复知觉。晕厥往往提示患者预后不良，有晕厥症状的PTE患者病死率高达40%，其中部分患者可表现为猝死。

8.腹痛

肺栓塞有时有腹痛发作，可能与膈肌受刺激或肠缺血有关。

9.猝死

主要表现为突发严重呼吸困难，极度焦虑和惊恐，濒死感强烈。部分患者在数秒至数分钟内即出现意识丧失、心跳、呼吸停止。

（四）临床体征

低热占43%，可持续一周左右，也可发生高热达38.5 ℃以上；70%呼吸频率增快，最高可达40～50次/分钟；19%出现发绀；病变部位叩呈浊音；15%可听及哮鸣音和湿啰音，也可闻及肺血管性杂音及胸膜摩擦音；30%～40%出现心动过速，P_2亢进，也可听到右心性房性奔马律（24%）和室性奔马律（3%）；可出现颈静脉充盈，肝脏增大，肝颈静脉反流征和下肢水肿等。

三、肺栓塞的诊断与辅助检查

（一）诊断标准

对可疑肺栓塞患者，根据其危险因素、临床症状、体征、实验室检查等进行综合分析，若满足以下四项标准之一者即可考虑肺栓塞：①肺血管造影阳性，即肺动脉造影阳性或CT肺动脉造影阳性；②肺核素通气灌注显像高度可疑；③肺核素通气灌注显像中度可疑＋静脉彩色多普勒检查发现下肢DVT；④临床表现高度可疑＋彩色多普勒检查发现下肢DVT。

（二）辅助检查

1.实验室检查

白细胞计数增多，但很少超过15×10^9/L。血沉增快。血清胆红素升高。谷草转氨酶正常或轻度升高。乳酸脱氢酶和磷酸肌酸激酶升高。血浆*D*-二聚体含量异常增高对诊断肺栓塞的敏感性在90%以上，但其特异性较差。*D*-二聚体含量升高也可见于术后至少一周的患者、心肌梗死、脓毒症或其他全身疾病。当 D-二聚体含量<500 mg/L 强烈提示无急性肺栓塞，有排除诊断的价值。胸腔积液多为血性，也可呈浆液血性及浆液性，含红细胞、白细胞和蛋白质等。近些年来，国内外临床评价 PTE 的动脉血气标准为：PaO_2<80 mmHg、$PaCO_2$<35 mmHg，肺泡-动脉氧分压差（$D_{A-a}O_2$）>20 mmHg，如果能测定 V_D（生理无效腔）/V_T（潮气量）的变化（参考值为>40%）即会大大提高 PTE 诊断的准确度。如 PaO_2 及 $D_{A-a}O_2$ 正常，可能是诊断 PTE 的反指证。

2.心电图检查

PTE 时，心电图改变包括心律失常（窦性心动过速、房扑、房颤、房性心动过速和房性期前收缩等）、非特异性 ST 段/T 波改变，右侧胸前导联 T 波倒置，电轴右偏右束支传导阻滞，$S_I Q_{III} T_{III}$ 征等。比较有意义的改变是 $S_I Q_{III} T_{III}$ 征，即Ⅰ导联 S 波变深（>1.5 mm）Ⅲ导联出现深的 Q 波和 T 波倒置。PTE 的心电图改变无特异性，需结合病情综合评价。

3.肺动脉造影检查

肺动脉造影是目前诊断肺栓塞唯一可靠的方法，常见征象为肺动脉及其分支充盈缺损，诊断价值最高；栓子堵塞造成的肺动脉截断现象；肺动脉堵塞引起的肺野无血流灌注，不对称的血管纹理减少，肺透过度增强；栓塞区出现“剪枝征”，如同一棵大树被剪截掉一分枝一样；肺动脉分支充盈和排空延迟，反映栓子的不完全堵塞。肺动脉造影术的费用昂贵、有创和复杂，因而限制了其广泛应用，其适应证是：①核素肺通气/灌注扫描缺损与 X 线胸片所见匹配时；②考虑外科治疗的患者；③肺扫描诊断不肯定，且抗凝治疗可能发生高危险的患者；④肺栓塞或肺血管炎或肺血管发育异常需进一步鉴别者。肺动脉造影的禁忌证是对造影剂过敏；相对禁忌证是急性心肌梗死、心室激动性增强，左束支传导阻滞，重度肺动脉高压和右心功能不全。

4.CT 肺动脉造影检查

PTE 的 CT 诊断主要依靠 CT 肺动脉造影，其直接征象为在纵隔窗观察到增强肺动脉中栓子形成的充盈缺损、管腔狭窄及梗阻。可以表现为中心的、偏心的或附壁的充盈缺损，造成管腔不同程度的狭窄或完全性梗阻。间接征象有：“马赛克”征，即由于血管栓塞造成区域性血流灌注减少，与正常或过度灌注区形成明显密度差，构成肺野“黑白相嵌”现象；还有肺出血，肺梗死及继发肺炎；陈旧瘢痕及索条，伴发的胸腔积液。仅有间接征象不足以诊断肺栓塞，但在某些病例仅能看到管腔内的少量直接征象时，间接征象有助于帮助确定诊断。

5.核素肺扫描检查

核素肺灌注/通气显像对确诊 PTE 具有重要的作用,当有下肢静脉血栓形成的其他易发因素存在的患者,出现肺栓塞的症状、体征和实验室检查三个方面表现时,即应行该检查。由于 PTE 是外源性栓子阻塞肺动脉引起肺循环障碍,但肺通气功能往往正常。因此,肺通气/灌注显像的主要影像特征是肺灌注异常而肺通气大致正常,即 V/Q 显像不匹配。

四、肺栓塞治疗

(一)急性 PE 的治疗

1.处理

对高度疑诊或确诊 PE 的患者,应进行严密监护,监测呼吸、心率、血压、静脉压、心电图及血气的变化,对大面积 PE 可收入重症监护室;为防止栓子再次脱落,要求绝对卧床,保持大便通畅,避免用力;对于有焦虑和惊恐症状的患者应给予安慰并可适当使用镇静剂;胸痛者可给予止痛剂;对于发热、咳嗽等症状可给予相应的对症治疗。

2.循环支持治疗

对有低氧血症的患者,采用经鼻导管或面罩吸氧。当合并严重的呼吸衰竭时,可使用经鼻/面罩无创性机械通气或经气管插管行机械通气。应避免做气管切开,以免在抗凝或溶栓过程中局部大量出血。应用机械通气中需注意尽量减少正压通气对循环的不利影响。对于出现右心功能不全,心排血量下降,但血压尚正常的病例,可给予多巴酚丁胺和多巴胺;若出现血压下降,可增大剂量或使用其他血管加压药物,如间羟胺、肾上腺素等。

3.溶栓治疗

溶栓可迅速溶解部分或全部血栓,恢复肺组织再灌注,减小肺动脉阻力,降低肺动脉压,改善右室功能,减少严重 PE 患者的病死率和复发率。溶栓治疗主要适用于大面积 PE 病例;对于次大面积 PE,若无禁忌证亦可以进行溶栓;对于血压和右室运动均正常的病例不推荐进行溶栓。溶栓治疗宜高度个体化:溶栓的时间窗一般定为 14 天以内,但鉴于可能存在血栓的动态形成过程,对溶栓的时间窗不做严格规定。溶栓应尽可能在 PE 确诊的前提下慎重进行。对有溶栓指征的病例宜尽早开始溶栓。溶栓治疗的主要并发症为出血,用药前应充分评估出血的危险性与后果,必要时应配血,做好输血准备。溶栓前宜留置外周静脉套管针,以方便溶栓中取血监测,避免反复穿刺血管。溶栓治疗的绝对禁忌证有:活动性内出血;近期自发性颅内出血等。相对禁忌证有:两周内的大手术、分娩、器官活检或不能以压迫止血部位的血管穿刺;两个月内的缺血性卒中;10 天内的胃肠道出血;15 天内的严重创伤;1 个月内的神经外科或眼科手术;难于控制的重度高血压(收缩压>180 mmHg,舒张压>110 mmHg);近期曾行心肺复苏;血小板计数低于 100 000/mm³;妊娠;细菌性心内膜炎;严重肝肾功能不全;糖尿病出血性视网膜病变;出血性疾病等。对于大面积 PE,因其对生命的威胁极大,上述绝对禁忌证亦应被视为相对禁忌证。常用的溶栓药物有尿激酶(UK)、链激酶(SK)和重组组织型纤溶酶原激活剂(rt-PA)。三者溶栓效果相仿,临床上可根据条件选用。Rt-PA 可能对血栓有较快的溶解作用。目前尚未确定完全适用于国人的溶栓药物剂量。

4.抗凝治疗

抗凝治疗为 PE 和 DVT 的基本治疗方法,可以有效地防止血栓再形成和复发,同时机体自身纤溶机制溶解已形成的血栓。目前临床上应用的抗凝药物主要有普通肝素(以下简称肝素)、低分子肝素和华法林。一般认为,抗血小板药物的抗凝作用尚不能满足 PE 或 DVT 的抗凝要求。临床疑诊 PE 时,即可安排使用肝素或低分子肝素进行有效的抗凝治疗。口服华法林最初 3 天应与肝素(或低分子肝素)合用至少 4~5 天,当国际标准化比率达 2.0~3.0 持续 2 天,则可停用肝素;初次发生肺栓塞的患者,如有逆转的危险因素,则抗凝至少 3 个月,特发性静脉血栓形成的患者则至少抗凝 6 个月;再发静脉血栓形成,或有持续危险因素如癌症的患者,应长期口服抗凝剂。应用肝素/低分子肝素前应测定基础 APTT、PT 及血常规(含血小板计数,血红蛋白);注意是否存在抗凝的禁忌证,如活动性出血,凝血功能障碍,血小板计数减少,未予控制的严重高血压等。对于确诊的 PE 病例,大部分禁忌证属相对禁忌证。

5.肺动脉血栓摘除术

肺动脉血栓摘除术适用于经积极的保守治疗无效的紧急情况,要求医疗单位有施行手术的条件与经验。患者应符合以下标准。

(1)大面积 PE,肺动脉主干或主要分支次全堵塞,不合并固定性肺动脉高压者(尽可能通过血管造影确诊)。

(2)有溶栓禁忌证者。

(3)经溶栓和其他积极的内科治疗无效者。

6.经静脉导管碎解和抽吸血栓

用导管碎解和抽吸肺动脉内巨大血栓或行球囊血管成形,同时还可进行局部小剂量溶栓。适应证:肺动脉主干或主要分支大面积PE并存在以下情况者:溶栓和抗凝治疗禁忌;经溶栓或积极的内科治疗无效;缺乏手术条件。

7.静脉滤器

为了防止下肢深静脉大块血栓再次脱落阻塞肺动脉,可于下腔静脉安装滤器。适用于下肢近端静脉血栓,而抗凝治疗禁忌或有出血并发症;经充分抗凝而仍反复发生PE;伴血流动力学变化的大面积PE;近端大块血栓溶栓治疗前;伴有肺动脉高压的慢性反复性PE;行肺动脉血栓切除术或肺动脉血栓内膜剥脱术的病例。对于上肢DVT病例还可应用上腔静脉滤器。置入滤器后,如无禁忌证,宜长期口服华法林抗凝;定期复查有无滤器上血栓形成。

(二)慢性栓塞性肺动脉高压的治疗

(1)严重的慢性栓塞性肺动脉高压病例,若阻塞部位处于手术可及的肺动脉近端,可考虑行肺动脉血栓内膜剥脱术。

(2)介入治疗:球囊扩张肺动脉成形术已有报道,但经验尚少。

(3)口服华法林可以防止肺动脉血栓再形成和抑制肺动脉高压进一步发展。使用方法为:3.0～5.0 mg/d,根据国际标准化比值(INR)调整剂量,保持INR为2.0～3.0。

(4)存在反复下肢深静脉血栓脱落者,可放置下腔静脉滤器。

(5)使用血管扩张剂降低肺动脉压力;治疗心力衰竭。

五、护理

(一)护理评估

1.一般情况评估

(1)一般资料:包括护理对象的姓名、性别、年龄、民族、职业、婚姻状况、受教育水平、家庭住址、联系人等。

(2)目前健康状况:包括此次患病的情况,主诉,当前的饮食、营养、排泄、睡眠、自理和活动等情况。

(3)既往健康状况:包括既往患病史、创伤史、手术史、过敏史、烟酒嗜好,女性患者的婚育史和月经史、家族史等。

(4)心理状态:包括护理对象对疾病的认识和态度,康复的信心,患病后精神、情绪及行为的改变等。

(5)社会文化状况:包括护理对象的职业、经济状况、卫生保健待遇,以及家庭、社会的支持系统状况等。

2.症状评估

(1)评估神志，面色，皮肤温度、湿度，有无发绀、咳嗽、咯血、胸痛等症状。

(2)评估心率、心律等变化。

(3)评估呼吸频率、节律、呼吸方式等变化，监测动脉血气分压等。

(4)评估体温情况，有无高热或体温不升。

(二)一般护理

肺栓塞活动期应绝对卧床休息，一般卧床时间应在充分抗凝的前提下卧床2～3周；无明显症状且生活能自理者也应卧床，床上活动时避免突然坐起、并注意不要过度屈曲下肢，严禁挤压、按摩患肢，防止血栓脱落，造成再次肺栓塞。预防便秘，保持大便通畅，以免因腹腔压力突然增高使深静脉血栓脱落，必要时给予缓泻剂。

(三)饮食护理

饮食以清淡、易消化、富含维生素为宜，保证疾病恢复期的营养。宜食用蛋白质、维生素、纤维素含量高的食品，少食用油腻、高胆固醇的食物，禁食辛辣食物，保持平衡膳食和良好的饮食习惯。富含维生素 K 的食物，如卷心菜、菜花、莴苣、绿萝卜、洋葱、鱼肉等，可以干扰华法林的药效。因此，在口服抗凝药物期间应减少使用富含维生素 K 的食物和蔬菜。

(四)对症护理

根据动脉血气分析结果合理用氧，鼓励患者多饮水，降低血液黏稠度。胸痛患者可给予相应的止痛剂。

(五)基础护理

急性肺栓塞患者卧床时间较长，要注意保护患者皮肤，由于急性期限制患者活动，以卧床休息为主，应注意观察患者受压部位皮肤颜色的变化，保持床单的清洁、干燥，床单平整，可以在患者受压的骨隆突处做压疮护理以防止压疮的发生，使用气垫床避免局部皮肤长期受压、破损。

(六)病情观察

严密观察生命体征变化，如患者出现深呼吸时胸痛加重、呼吸困难、咳嗽、憋喘、出汗和烦躁不安时，应及时报告医师，抗凝期间观察出血情况，根据医嘱定期复查血常规。

(七)抗凝溶栓治疗的护理

1.溶栓前准备

(1)建立两条静脉通路:一条静脉通路抽取静脉血,进行血常规、血小板计数、凝血5项、生化检查等,抽血后留置针用盐水封管,以免影响化验数值。另一条静脉通路既可用于溶栓药物输注,也可以用于治疗。

(2)准备溶栓药物、抢救器械、心电图机及除颤仪等。

(3)检查患者有无出血倾向、溃疡病、高血压病及严重肝、肾功能不全等禁忌证。

(4)检查患者全身皮肤近日有无进行过静脉输液,肌内注射或皮下注射等,溶栓治疗前与患者再次沟通并核实穿刺过的部位。

(5)对于穿刺过的部位,进行穿刺点消毒后用无菌纱布叠成"十"字,在穿刺点处加压包扎,再用胶布固定,并用弹力绷带包扎,防止溶栓后穿刺点出血。

(6)对于腹股沟处穿刺点,除用纱布覆盖穿刺点外,必要时外加一层弹力绷带,每小时观察双足背动脉搏动强弱,双足末梢的皮肤温度、颜色等。如果使用弹力绷带后双侧足背动脉搏动或颜色有变化时,应及时松开重新包扎。动脉血气分析需经腹股沟采血时,防止局部出现出血、血肿等并发症。

2.溶栓中护理

(1)溶栓中让患者取舒适卧位,减少床上活动,保护好穿刺血管。

(2)密切观察患者生命体征的变化,观察患者溶栓过程中是否出现再灌注心律失常、呼吸困难、胸痛及咯血等症状。

(3)测血压时,血压袖带应避开溶栓输液的静脉通路,避免测血压时影响溶栓药物匀速进入体内和增加出血危险。

(4)目前常用的是rt-PA爱通立50 mg,使用静脉注射泵1小时内匀速泵入。

3.溶栓后及抗凝治疗过程中的护理

(1)患者溶栓后及抗凝治疗过程中,密切观察溶栓治疗后有无出血和再栓塞的发生,注意牙龈、皮肤黏膜、大小便颜色,有无头痛、呕吐、意识障碍等出血症状。尽量减少注射类侵入性操作,以免引起皮下瘀斑和出血。应用肝素/低分子肝素前应测定基础APTT、PT及血常规(含血小板,血红蛋白);注意是否存在抗凝的禁忌证,如活动性出血,凝血功能障碍,血小板计数减少,未予控制的严重高血压等。进行腹部皮下注射低分子肝素时,注射前要触摸肚脐周围有无皮下硬结,观察有无皮下瘀斑等。如出现瘀斑,给予有治疗作用的带刻度的透明敷料贴在瘀斑处,并采用描记法进行观察、测量和记录,每次交接班时察看瘀斑范围大小，测量并记录相关数据，与历史记录数值进行对照，分析瘀斑的变化情况，为治疗提供参考。

(2)溶栓后如有嗜睡现象，警惕脑出血的发生。

(3)溶栓治疗后患者服用抗凝药期间，对患者给予健康宣教。具体包括告知患者少吃菠菜、卷心菜、芦笋、西芹、芥蓝、豌豆等富含维生素 K 的绿叶蔬菜，少喝咖啡，以防止这些食物和饮品与抗凝药产生拮抗作用。告知患者治疗期间不能用牙刷刷牙，只能漱口，以防止外力造成口腔出血。告知患者溶栓治疗后第 1 天在排便时不能太用力，防止已形成的栓子在未溶解前脱落，造成肺血栓栓塞等。

(八)心理护理

由于病发突然，伴剧烈疼痛、呼吸困难、气促、惊恐甚至濒死感，且监测环境较紧张，因肺血栓栓塞症状较严重，需绝对卧床休息，患者往往表现极度恐惧和焦虑，需接受心理护理干预。通过心理指导能让患者从心理上接受诊断，遵从绝对卧床 2～4 周，积极配合各项检查和实施治疗。在告知病情并给予心理护理的过程中，利用卡通卡片、写字板等从临床症状、危险性、治疗过程、效果等方面多次耐心地向患者讲解。由经验丰富的护理人员进行静脉穿刺等操作，合理安排护理时间及巡视次数，保证患者休息，增加安全感，使患者能正确对待疾病，以积极乐观的态度配合治疗与护理。

(九)健康教育

1.用药护理

观察口腔黏膜、牙龈、皮肤黏膜有无出血，观察大便颜色有无发黑，按时服药，抗凝药物服用后出现恶心、呕吐、腹泻、痉挛性皮疹，用软毛牙刷。

2.饮食护理

指导患者进高蛋白、高维生素、粗纤维、低脂、低盐、清淡、易消化饮食，少食多餐，鼓励患者多饮水。勿食用影响抗凝药物的食物，如菠菜、动物肝脏等。保持大便通畅，不可用力排便，以免增加腹压和下腔静脉回流阻力。

3.穿加压弹力袜

穿加压弹力袜可预防肺栓塞的发生，避免长时间的站立、坐位或固定体位，卧床休息时抬高患肢 20°～30°。坚持定期规律的门诊随诊，如有不适及时就诊。

4.告知患者戒烟

要远离吸烟环境，因烟碱可兴奋血管收缩中枢和交感神经，可促进肾上腺素髓质分泌更多的肾上腺素而致周围血管收缩，长期吸烟可致肢体循环障碍，易导致血栓的发生。

5.指导患者注意保护患肢

避免冷热刺激，加强患肢的功能锻炼，以促进下肢血液循环，对深静脉血栓形成有预防作用。

第六节　呼吸衰竭

呼吸衰竭是指各种原因引起的肺通气和（或）换气功能严重障碍，以致在静息状态下亦不能维持足够的气体交换，导致低氧血症伴（或不伴）高碳酸血症，进而引起一系列病理生理改变和相应临床表现的综合征。

一、病因与分类

（一）病因

1.气道阻塞性病变

气管-支气管的炎症、痉挛、肿瘤、异物、纤维化瘢痕，如慢性阻塞性肺疾病、重症哮喘等引起气道阻塞和肺通气不足，或伴有通气/血流比例失调，导致缺氧和CO_2潴留，发生呼吸衰竭。

2.肺组织病变

各种累及肺泡和（或）肺间质的病变，如肺炎、肺气肿、严重肺结核、弥漫性肺纤维化、肺水肿、硅沉着病等，均致肺泡减少、有效弥散面积减少、肺顺应性减低、通气/血流比例失调，导致缺氧或合并CO_2潴留。

3.肺血管疾病

肺栓塞、肺血管炎等可引起通气/血流比例失调，或部分静脉血未经过氧合直接流入肺静脉，导致呼吸衰竭。

4.胸廓与胸膜病变

胸部外伤造成连枷胸、严重的自发性或外伤性气胸、脊柱畸形、大量胸腔积液或伴有胸膜肥厚与粘连、强直性脊柱炎、类风湿性脊柱炎等，均可影响胸廓活动和肺脏扩张，造成通气减少及吸入气体分布不均，导致呼吸衰竭。

5.神经肌肉疾病

脑血管疾病、颅脑外伤、脑炎以及镇静催眠剂中毒，可直接或间接抑制呼吸中枢。脊髓颈段或高位胸段损伤(肿瘤或外伤)、脊髓灰质炎、多发性神经炎、重症肌无力、有机磷中毒、破伤风以及严重的钾代谢紊乱，均可累及呼吸肌，造成呼吸肌无力、疲劳、麻痹，导致呼吸动力下降而引起肺通气不足。

(二)分类

在临床实践中，通常按动脉血气分析、发病急缓及病理生理的改变进行分类。

1.按照动脉血气分析分类

(1)Ⅰ型呼吸衰竭：即缺氧性呼吸衰竭，血气分析特点是 $PaO_2<60$ mmHg，$PaCO_2$降低或正常，主要见于肺换气障碍疾病，如严重肺部感染性疾病、间质性肺疾病、急性肺栓塞等。

(2)Ⅱ型呼吸衰竭：即高碳酸性呼吸衰竭，血气分析特点是 $PaO_2<60$ mmHg，同时伴有 $PaCO_2>50$ mmHg。

2.按照发病急缓分类

(1)急性呼吸衰竭：由于某些突发的致病因素，如严重肺疾病、创伤、休克、电击、急性气道阻塞等，使肺通气和(或)换气功能迅速出现严重障碍，在短时间内引起呼吸衰竭。

(2)慢性呼吸衰竭：指一些慢性疾病，如慢性阻塞性肺疾病、肺结核、间质性肺疾病、神经肌肉病变等，其中以慢性阻塞性肺疾病最常见，造成呼吸功能的损害逐渐加重，经过较长时间发展为呼吸衰竭。

3.按照发病机制分类

按照发病机制分类可分为通气性呼吸衰竭和换气性呼吸衰竭，也可分为泵衰竭和肺衰竭。

二、临床表现

(一)呼吸困难

呼吸困难是呼吸衰竭最早出现的症状。多数患者有明显的呼吸困难，可表现为频率、节律和幅度的改变。较早表现为呼吸频率增快，病情加重时出现呼吸困难，辅助呼吸肌活动加强，如三凹征。中枢性疾病或中枢神经抑制性药物所致的呼吸衰竭，表现为呼吸节律改变，如潮式呼吸、比奥呼吸等。

(二)发绀

发绀是缺氧的典型表现。当动脉血氧饱和度低于90%时,可在口唇、指甲出现发绀;严重休克等原因引起末梢循环障碍的患者,即使动脉血氧分压尚正常,也可出现发绀,称作外周性发绀。而真正由于动脉血氧饱和度降低引起的发绀,称作中央性发绀。

(三)精神神经症状

急性缺氧可出现精神错乱、躁狂、昏迷、抽搐等症状。如合并急性CO_2潴留,可出现嗜睡、淡漠、扑翼样震颤,以至呼吸骤停。

(四)循环系统表现

多数患者有心动过速;严重低氧血症、酸中毒可引起心肌损害,亦可引起周围循环衰竭、血压下降、心律失常、心搏停止。

(五)消化和泌尿系统表现

严重呼吸衰竭对肝、肾功能都有影响,部分病例可出现丙氨酸氨基转移酶与血浆尿素氮升高;个别病例可出现尿蛋白、红细胞和管型。因胃肠道黏膜屏障功能损伤,导致胃肠道黏膜充血水肿、糜烂渗血或应激性溃疡,引起上消化道出血。

三、诊断要点

除原发疾病和低氧血症及CO_2潴留导致的临床表现外,呼吸衰竭的诊断主要依靠血气分析,而结合肺功能、胸部影像学和纤维支气管镜等检查对于明确呼吸衰竭的原因至为重要。

(一)动脉血气分析

动脉血气分析对于判断呼吸衰竭和酸碱失衡的严重程度及指导治疗具有重要意义。

(二)肺功能检测

尽管在某些重症患者,肺功能检测受到限制,但通过肺功能的检测能判断通气功能障碍的性质(阻塞性、限制性或混合性)及是否合并有换气功能障碍,并对通气和换气功能障碍的严重程度进行判断。

(三)胸部影像学检查

胸部影像学检查包括普通X线胸片、胸部CT和放射性核素肺通气/灌注扫描、肺血管造影等。

(四)纤维支气管镜检查

纤维支气管镜检查对于明确大气道情况和取得病理学证据具有重要意义。

四、治疗要点

呼吸衰竭总的治疗原则是:加强呼吸支持,包括保持呼吸道通畅、纠正缺氧和改善通气等;呼吸衰竭病因和诱发因素的治疗;加强一般支持治疗和对其他重要脏器功能的监测与支持。

(一)保持呼吸道通畅

保持气道通畅的方法主要有:①若患者昏迷应使其处于仰卧位,头后仰,托起下颌并将口打开;②清除气道内分泌物及异物;③若以上方法不能奏效,必要时应建立人工气道。人工气道的建立一般有3种方法,即简便人工气道、气管插管及气管切开。

(二)氧疗

通过增加吸入氧浓度来纠正患者缺氧状态的治疗方法即为氧疗。确定吸氧浓度的原则是保证 PaO_2 迅速提高到 60 mmHg 或血氧饱和度达 90%以上的前提下,尽量减低吸氧浓度。

(三)增加通气量、改善 CO_2 潴留

1.呼吸兴奋剂

呼吸兴奋剂主要适用于以中枢抑制为主、通气量不足引起的呼吸衰竭,对以肺换气功能障碍为主所导致的呼吸衰竭患者,不宜使用。常用的药物有尼可刹米和洛贝林,用量过大可引起不良反应。

2.机械通气

呼吸衰竭时应用机械通气能维持必要的肺泡通气量,降低 $PaCO_2$;改善肺的气体交换效能;使呼吸肌得以休息,有利于恢复呼吸肌功能。

3.病因治疗

如前所述,引起急性呼吸衰竭的原发疾病多种多样,在解决呼吸衰竭本身造成危害的前提下,针对不同病因采取适当的治疗措施十分必要,也是治疗呼吸衰竭的根本所在。

4.一般支持疗法

呼吸衰竭患者由于摄入不足或代谢失衡,往往存在营养不良,需保证充足的营养及热量供给。

五、护理

(一)护理评估

评估患者发病缓急,既往有无慢性肺疾病或与肺疾病相关的住院史。任何可能导致呼吸衰竭的情况都应予以评估。评估患者的临床表现,如呼吸困难程度,是否发绀,有无精神神经症状,是否有心动过速,心律失常;是否有消化道出血等;评估有无异常呼吸音,重点评估患者血气分析结果,血电解质检查结果等。此外,应评估患者的心理-社会状况,呼吸衰竭患者常因呼吸困难产生焦虑或恐惧。由于治疗的需要,患者可能需要接受气管插管或气管切开,进行机械通气治疗,因此加重焦虑情绪。各种监测及治疗仪器也可能加重患者的心理负担。因此应了解患者及其家属对治疗的信心和对疾病的认知程度。

(二)护理措施

1.一般护理

(1)休息与活动:因活动会增加耗氧量,故对明显的低氧血症患者,应限制活动量;活动后不出现呼吸困难、心率增快为宜。协助患者取舒适体位,如半卧位或座位;对呼吸困难明显的患者,嘱其绝对卧床休息。

(2)饮食护理:呼吸衰竭是由于呼吸功能增加、发热等,导致能量消耗增加,机体代谢处于负平衡。营养支持对于提高呼吸衰竭的抢救成功率及患者生活质量均有重要意义,故抢救时应常规鼻饲高蛋白、高脂肪、低碳水化合物及适量维生素和微量元素的流质饮食,必要时给予静脉高营养。如果可以经口进食,应少食多餐,以提供足够的能量,降低因进食增加的氧消耗。进食时应持续给氧,防止气短和进餐时血氧降低。肠外营养时应注意监测二氧化碳的变换,因为碳水化合物可能会加重高碳酸血症患者的 CO_2 潴留。

2.病情观察

观察患者的呼吸频率、节律和深度,使用辅助呼吸机的情况,呼吸困难的程度。监测生命体征,包括意识状况,重症患者需 24 小时监测血压、心率和呼吸等情况,注意氧饱和度的变化及有无肺性脑病的表现。观察缺氧及 CO_2 潴留的症状和体征,如有无发绀、球结膜水肿、肺部呼吸音及啰音变化;有无心律不齐,有无心力衰竭的症状和体征,尿量及水肿情况。昏迷者应评估瞳孔、肌张力、腱反射及病理反射。及时了解血气分析、尿常规、血电解质等检查结果。在病情观察过程中,有异常情况应及时通知医师。

3.预防受伤

许多因素会导致呼吸衰竭的患者受伤。缺氧和CO_2潴留会导致患者意识障碍;气管插管和机械通气可能造成患者气道或肺部的损伤;长期卧床和营养不良可能出现受压部位皮肤的损伤;应用肌肉松弛药物的患者,由于无法自主呼吸、说话和移动也增加了受伤的危险。护理人员应注意观察病患者,防止上述危险因素导致受伤。

4.用药护理

(1)茶碱类、β_2受体激动剂:这些药物能松弛支气管平滑肌,减少气道阻力,改善通气功能,缓解呼吸困难。

(2)呼吸兴奋剂:静脉点滴时速度不宜过快,注意观察呼吸频率、节律、神志变化以及动脉血气的变化,以便调节剂量。如出现恶心、呕吐、烦躁、面色潮红、皮肤瘙痒等现象,需要减慢滴速。

(3)禁用镇静催眠药物:Ⅱ型呼吸衰竭的患者常因咳嗽、咳痰、呼吸困难而影响睡眠,缺氧及CO_2潴留引起烦躁不安,护理人员在执行医嘱时注意加以判断,禁用对呼吸有抑制作用的镇静催眠药物。

5.氧疗的护理

(1)氧疗的方法:包括鼻导管、鼻塞、面罩、气管内和呼吸机等给氧。①鼻导管或鼻塞吸氧时,其优点为简单、方便;不影响患者进食、咳痰。缺点为氧浓度不恒定,易受患者的呼吸影响,高流量时对局部黏膜有刺激,氧流量不能$>$7 L/min;②面罩:主要包括简单面罩、带储气囊无重复呼吸面罩和可调式通气面罩,其优点为吸氧浓度相对稳定,可按需要调节,对鼻黏膜刺激小,缺点为在一定程度上影响患者进食及咳嗽,部分患者不能耐受。

(2)氧疗的观察:由于患者对氧疗反应不同,氧疗过程中,应密切观察氧疗效果,如吸氧后呼吸困难缓解、发绀减轻、心率减慢,表示氧疗有效;临床上必须根据患者血气结果及时调节吸氧流量或浓度,以防止发生氧中毒和二氧化碳麻醉;注意保持吸入氧气的湿化,以免干燥的氧气对呼吸道黏膜及气道黏液栓形成;输送氧气的面罩、导管、气管导管应定期更换消毒,防止交叉感染。

6.机械通气的护理

密切监测病情变化,如患者的意识状况、生命体征、准确记录出入量等;掌握呼吸机的参数,及时分析并解除呼吸机报警的原因;加强气道的护理工作,保持呼吸道通畅;预防并及时发现、处理可能的并发症等。

7.心理护理

由于对病情和预后的顾虑，患者往往会产生恐惧、忧郁心理，极易对治疗失去信心；尤其气管插管或气管切开行机械通气的患者，语言表达及沟通障碍，情绪烦躁，痛苦悲观，甚至产生绝望的心理反应，表现为拒绝治疗或对呼吸机产生依赖心理。多与患者交流，评估患者的焦虑程度；鼓励患者说出或写出引起或加剧焦虑的因素，教会患者自我放松等各种缓解焦虑的办法。如采用缓慢缩唇呼吸、渐进性放松和想象疾病已经好转等方法；向患者解释监护仪各项操作、异常声音和其他器械的作用。患者对身边事物或事件的了解，有助于缓解焦虑；对于机械通气的患者，要让患者学会应用手势、写字等非语言沟通方式表达需求，以缓解焦虑、恐惧等心理反应，起到增强患者战胜疾病的信心和改善通气效果的作用。对于严重躁动的患者，可按医嘱应用镇静剂和肌松药物避免“人机对抗”。这些药物可以抑制清醒患者的自主呼吸，保证呼吸机采用最适当的通气方式。

(三)健康指导

1.疾病知识的介绍

向患者讲解疾病发病机制、发展和转归，语言力求通俗易懂，尤其是对一些文化程度不高的老年患者应反复讲解，使患者理解康复保健的意义。

2.保健教育

教会患者缩唇呼吸、腹式呼吸、体位引流、有效咳嗽和咳痰的技术，提高患者的自我保健及护理能力，促进康复，延缓肺功能恶化。教会患者及家属合理使用氧疗，不要自行调大或减小氧流量。

3.用药指导

指导患者遵医嘱用药，熟悉药物的剂量、用法和注意事项。

4.生活指导

指导患者制订合理的活动及休息计划。注意增强体质，避免引起呼吸衰竭的各种诱因，教会患者提高预防呼吸道感染的方法，如冷水洗脸等耐寒训练。加强营养，增强体质。避免吸入刺激性气体，劝告吸烟患者戒烟。避免对机体的不良刺激，如劳累、情绪激动等。尽量减少与呼吸道感染者的接触，少去或不去人群拥挤的地方，避免交叉感染的发生。

5.自我病情监测

学会识别病情变化，如咳嗽加剧、痰液增多、色变黄、呼吸困难加重或神志改变，应及早就医。

第七节　肺　癌

肺癌是原发于支气管、肺泡的恶性肿瘤，癌细胞起源于支气管黏膜或腺体的上皮层。肺癌是目前全世界发病率和病死率最高的癌症之一，严重危害人类健康和生存。流行病学调查发现，我国肺癌发病率和病死率都呈上升趋势，男性多于女性。

一、病因

虽然肺癌的病因和发病机制尚不完全清楚，但现有的研究资料表明与下列因素有关。

（一）吸烟

大量研究资料表明，吸烟（特别是吸纸烟）是肺癌病死率进行性增加的首要原因。烟雾中的尼古丁、3，4-苯并芘、亚硝胺和少量放射性元素钋等均有致癌作用，尤其易致鳞状上皮细胞癌和未分化小细胞癌。动物实验中也可通过纸烟烟雾和焦油诱发肺癌。

（二）大气污染

无论是美国还是英国，城市居民的肺癌病死率均高于乡村，而且随城市化的程度而升高。大气污染与肺癌的病死率有关，提示大气污染在肺癌发病中的作用。在重工业城市大气中，存在着 3，4-苯并芘、氧化亚坤、放射性物质等致癌物质。污染严重的大城市中，居民每天吸入空气中的 3，4-苯并芘量可超过 20 支纸烟的含量，并增加纸烟的致癌作用。

（三）职业因素

工业生产中接触与肺癌发病有关的特殊物质有石棉、二氯甲醚、煤油、焦油、芥子气、烟草的加热产物等，这些因素可使肺癌发生危险性增加 3～30 倍。

（四）饮食

一些研究表明，较少食用含 β 胡萝卜素的蔬菜和水果，肺癌发生的危险性升高。流行病学调查表明，较多地食用含 β 胡萝卜素的绿色、黄色和橘黄色的蔬菜和水果，可减少肺癌发生的危险性。

(五)遗传因素

在非吸烟人群中,有肺癌家族史者与无肺癌家族史者比较,发生肺癌的危险性高2～3倍,提示遗传因素也起一定作用。

(六)其他

某些肺部疾病与肺癌发病相关。如有慢性支气管炎者较无此病者的肺癌发病率高1倍;已愈合的结核灶瘢痕中可发生腺癌。此外,病毒和真菌感染,土壤中硒和锌含量的降低也可能与肺癌发生有关。

二、病理分型

目前,临床上将肺癌分为鳞癌、腺癌、大细胞癌和小细胞癌四大类,其中腺癌包括细支气管肺泡癌,或将后者分出单独作为一类,共5类。从治疗角度出发,临床又常将其概括为小细胞肺癌(small cell lung cancer,SCLC)和非小细胞肺癌(non-small cell lung cancer,NSCLC)两大类。

(一)鳞状上皮细胞癌(鳞癌)

鳞状上皮细胞癌为最常见的类型,在肺癌中约占80%,男性居多,与吸烟有密切关系。常为中央型,在支气管内形成肿块,堵塞管腔,引起阻塞性肺炎,具有生长缓慢、转移晚的特点,通常先经淋巴转移。对放射治疗和化学治疗不如小细胞癌敏感,手术切除效果较好。

(二)腺癌

女性多见,以周边型为主,易侵犯胸膜,早期即可发生血行转移,对放射治疗和化学治疗敏感性较差。

(三)小细胞肺癌(又称小细胞未分化癌)

近年来发病率明显增高,超过了20%,多见男性,发病年龄较轻,以中央型多见,恶性程度高、转移早,以淋巴转移为主,常转移为脑、肝、肾、肾上腺等。早期常侵犯肺门和纵隔淋巴结与血管。

(四)大细胞癌

较少见,恶性度较高,多为中央型,常在脑转移后才被发现,预后较差。

(五)其他

有人认为,如果对肿瘤的各部分进行充分的组织学检查,很多肺癌可有两种甚至四种细胞类型,其中以鳞腺癌比较常见。

三、临床表现

肺癌的临床表现多种多样，所表现出来的症状主要取决于原发病灶的部位和大小、压迫和侵犯邻近器官以及转移情况的不同而有所各异。根据肺癌发展的程度将临床表现分为早期表现、中晚期表现、作用于其他系统引起的肺外表现和肺癌合并综合征的表现。

（一）早期表现

肺癌早期可无明显症状，但中央型肺癌出现症状较周围型肺癌早。

1.咳嗽

咳嗽为肺癌早期常见的症状，阵发性刺激性干咳或少量黏液痰，继发感染时，痰量增多呈黏液脓痰。肿瘤增大引起支气管狭窄时，咳嗽加重，为持续性高音调金属音。

2.痰中带血或血痰

中央型肺癌多见，常为间断或持续性痰中带血，若癌肿侵蚀大血管则有大咯血，一次咯血量超过 300 mL 或 24 小时内咯血量超过 500 mL 为大咯血。

（二）中晚期表现

当肺癌侵及周围组织或转移时，可出现如下症状。

1.喘鸣

由于肿瘤引起支气管部分阻塞，部分患者在吸气时可闻及局限性喘鸣音。

2.胸闷、气急

肿瘤阻塞支气管以及肿大的肺门淋巴结压迫主支气管而引起气管狭窄；或转移至胸膜，产生大量胸腔积液；转移至心包产生大量心包积液；或有膈肌麻痹、上腔静脉阻塞，均可影响肺功能而引起胸闷、气急。

3.发热

发热多由继发感染引起，或由肿瘤坏死所致，抗生素治疗效果不明显。

4.体重下降

消瘦为肿瘤的常见症状之一，可由感染、疼痛、肿瘤毒素等引起，后期可表现为恶病质。

（三）肿瘤作用于其他系统引起的肺外表现

1.局部扩展引起的表现

（1）胸痛：约 30％的肿瘤直接侵犯胸膜、肋骨和胸壁，出现持续、固定、剧烈的胸痛。

(2)呼吸困难:肿瘤压迫大气道,可出现吸气性呼吸困难。

(3)咽下困难:为肿瘤侵犯或压迫食管引起,还可引起支气管-食管瘘,导致肺部感染。

(4)声音嘶哑:肿瘤直接压迫或转移至纵隔淋巴结,肿大后压迫喉返神经所致(多见左侧)。

2.远处转移引起的表现

(1)脑转移:表现为头痛、呕吐、复视、眩晕、共济失调、半身不遂、颅内高压等。

(2)肝转移:表现为食欲缺乏、黄疸、肝大、肝区疼痛、腹水等。

(3)骨转移:常见于肋骨、脊椎骨、骨盆等,表现为局部疼痛和压痛,严重时可发生病理性骨折。

(4)淋巴结转移:可转移至全身淋巴结,最常见的为锁骨上淋巴结转移。一般原发病灶转移到同侧肺门,然后转移至纵隔淋巴结再至锁骨上淋巴结。

(四)肺癌合并综合征的表现

1.上腔静脉阻塞综合征

肿瘤侵犯纵隔、压迫上腔静脉,使头部静脉回流受阻,出现头面部、颈部和上肢水肿,以及胸前壁淤血和静脉曲张,并有头痛、头晕等。

2.Pancoast 综合征

Pancoast 综合征是由于肺尖肿瘤侵袭邻近结构所引起肩部及上胸部的疼痛。疼痛常由肿瘤直接侵袭胸壁及第一、第二肋骨引起,在部分病例是由侵袭横突和上胸椎体引起的。

3.Horner 综合征

当癌肿侵犯或压迫颈交感神经引起 Horner 综合征,表现为患侧眼球内陷、瞳孔缩小、上睑下垂、血管扩张及同侧面颈部无汗为特征的一组交感神经麻痹症候群。

4.副癌综合征

10%～20%的肺癌患者有副癌综合征表现;表现为高钙血症、低钠血症、肥大性骨关节病、库欣综合征等,以小细胞肺癌较常见。

四、诊断与辅助检查

对于肺癌患者的诊断应尽早发现,早诊断,早治疗,减少肺癌晚期转移与恶化的可能性。

肺癌影像学诊断包括以下几种。①胸部 X 线检查：本项检查是发现肺癌的最重要的一种方法，有 5%～10%患者可无任何症状，可通过透视，正、侧位胸部 X 线摄片，发现肿块影或可疑肿块阴影，通常肿瘤大于 1 cm 便可在 X 线片上显影；②胸部 CT 检查：可确定肿瘤的部位、大小、肿瘤与周围组织的关系，肿大淋巴结及是否有转移，特别是螺旋 CT 扫描是公认的肺癌定性和定位的最好的方法之一，是肺癌诊断与分期的重要依据；③MRI 检查：确定肺癌侵及范围、分期和对手术切除可能性的判断；④放射性核素肺扫描：能较早发现肺部微小病灶；⑤正电子发射计算机断层扫描（PET）检查：有助于诊断肺内病灶是良性还是恶性，特别是肺内孤立的周围型结节，并能准确查找全身转移灶，可用于肺癌分期，判断肺癌复发和预测预后。

细胞或病理学检查包括痰脱落细胞检查、纤维支气管镜检查、CT 引导经皮穿刺肺活检术、电视胸腔镜。痰脱落细胞检查：通过痰检可使部分肺癌患者获得确诊，同时可判断肺癌的组织学类型，但要连续检查 4～6 次才能获得结果。纤维支气管镜检查：纤维支气管镜可观察声带、隆突、气管和支气管的管腔、肿物的形态和活动度，取得活组织供病理学检查，对中央型肺癌具有重要的诊断价值，当检查周围型肺癌时，可在 X 线透视下定位，通过纤维支气管镜放入肺活检组织钳或细胞刷到达肿瘤部位，取得活组织供病理学检查和细胞学检查。CT 引导经皮穿刺肺活检术：对常规检查不能确诊的周围型肺占位病变的精确诊断率达 74%～99%，恶性病变的敏感性一般在 90%以上，但作为一种创伤性的检查方法，不可避免会出现气胸、肺出血和咯血等并发症，其中气胸为最常见，发生率为 10%～30%。电视胸腔镜：是近年发展起来的一种新的检查方法。可对肺的周围病灶、胸膜上的病灶进行活检，也可对纵隔肿大的淋巴结进行活检，因而对肺癌的确诊和正确分期有重要的作用。

肺癌至今还未发现特异性的肿瘤标志物，但是一些肿瘤标志物可作为肺癌的辅助诊断手段，在部分患者于治疗后可作为监视肿瘤状况的指标，用于随访以早期发现肿瘤的复发和转移。如神经元特异性烯醇化酶（neuronspecific enolase，NSE）作为小细胞癌的血清标志物，其阳性率高达40%～100%，敏感性达 70%。癌胚抗原（carcinoembryonic antigen，CEA）对肺腺癌阳性率较高（60%～80%），可能反映病情变化。鳞癌相关抗原（SCC）对鳞癌诊断和鉴别诊断、观察病情变化具有临床意义。

五、治疗

肺癌治疗的原则是多学科综合治疗和个体化治疗，目前肺癌的治疗手段主要包括手术、放射治疗、化学治疗、免疫、分子靶向治疗等。手术治疗是早期非小细胞肺癌的首选治疗措施，主要适用于Ⅰ、Ⅱ期和部分ⅢA期患者。局部晚期患者主要采用化学治疗结合放射治疗的治疗策略，而晚期患者的治疗主要依赖于化学治疗和生物靶向治疗。

六、护理

(一)肺癌的一般护理

1.护理评估

评估患者年龄、基础生命体征，有无吸烟史(吸烟的时间和数量)等。家庭中有无肺部疾病、肺癌或其他肿瘤患者。过往有无其他部位的肿瘤史或手术治疗史，有无其他伴随疾病，如糖尿病、冠状动脉粥样硬化性心脏病、高血压、慢性支气管炎等。

2.观察要点

注意观察患者的生命体征、血氧饱和度、有无疼痛，有无呼吸困难。体重、营养状况，有无恶病质。心理状态和家庭支持情况。咳嗽、咳痰情况，有无咯血(量、次数)、发热，有无水肿。

3.心理护理

肺癌患者是需要特殊关怀的弱势群体，尤其是晚期肺癌患者的心理和生理承受压力大，会出现焦虑、恐惧、失望甚至绝望等一系列心理反应。护士可通过讲解疾病相关知识、列举成功病例，来增加患者战胜疾病的信心，保持良好的心理状态，主动地接受治疗。

4.饮食

改善营养，以高蛋白、高热量、高维生素、清淡饮食为主，多吃新鲜蔬菜和水果。可食用的食物种类为奶制品、豆制品、鱼类、家禽类等。各种蔬菜水果，如橙子、苹果、猕猴桃、无花果、西瓜、冬瓜、丝瓜、黄瓜、西红柿、胡萝卜、花菜、蘑菇类等。

5.体位与活动

根据病情决定活动方式。

6.呼吸道管理

(1)戒烟，指导做深呼吸和有效咳嗽练习。

(2)呼吸困难者给予氧气吸入,检测脉搏、血氧饱和度及呼吸型态、频率。

(3)痰液黏稠者需多饮水,根据医嘱用抗生素和雾化吸入治疗。

(4)正确留取痰标本,以便行痰培养、脱落细胞学检查及抗酸染色等。痰标本留取方法:晨起后先漱口并弃去口腔中痰液,再用力咳出气管深处痰液留取送检。

7.常规检查护理

(1)协助做好胸腔穿刺术、肺功能、纤维支气管镜、胸部CT、单光子发射型计算机断层成像、肺穿刺活检术、胸腔积液的常规检查。

(2)支气管镜检查需要备齐药物,术前禁食4小时,取下活动性义齿;术后禁食禁水2小时后饮水无呛咳方可进食。

(3)肺穿刺术后平卧位6~12小时,测生命体征2次/小时,观察穿刺敷料,注意有无胸闷、气促。

8.健康指导

(1)鼓励患者适当锻炼,每天进行可耐受的活动以不出现心悸、气短、乏力等症状为宜。

(2)鼓励进高热量,高蛋白,富含维生素,易消化的饮食。

(3)鼓励患者保持良好的精神状态,积极面对疾病,参加社会支持组织,如抗癌俱乐部等。

(4)劝导戒烟,注意口腔卫生。

(5)指导疼痛放松疗法及正确对待止痛药物使用。

(6)介绍药物的名称、剂量、作用、用法和不良反应。

(7)指导有效咳嗽咳痰,深呼吸,鼓励使用呼吸功能锻炼仪,宣教早期活动意义。

(8)出院后继续深呼吸、呼吸功能锻炼的使用。

(9)远离一切呼吸道的刺激物。

(10)高度配合完成化学治疗、放射治疗、免疫治疗以提高疗效。

(11)化学治疗间隙期,定期复查血常规,定期门诊。

(12)指导患者家属,如出现病情加重,及时来医院就诊。

(二)肺癌的化学治疗护理

近年来,随着肿瘤细胞增殖动力学、临床药理学、分子生物学的不断发展,抗癌新药的不断问世,联合化学治疗方案的不断改进,以及防止化学治疗毒性反应药物的临床应用,临床疗效和患者生活质量得到一定的改善,生存期明显延长。

当今化学治疗已可与检查治疗及放射治疗相提并论,已成为恶性肿瘤综合治疗的三大主要手段之一。

1.抗肿瘤药物的分类

抗肿瘤药物的分类包括以下几种。①按细胞周期分:细胞周期特异性药、细胞周期非特异性药;②按来源和药理学分:烷化剂、抗肿瘤抗生素、抗代谢药、植物碱类、其他(铂类、激素等);③按照生物大分子的作用靶点分:DNA 拓扑异构酶、肿瘤细胞分化诱导、抗肿瘤血管形成、信号传导、细胞凋亡。

2.化学治疗的给药途径

化学治疗的给药途径包括以下几种。①口服给药包括间歇给药、连续给药;②静脉给药包括静脉推注、中心静脉置管给药(深静脉置管、中心静脉导管、输液港)、静脉滴注、持续静脉滴注;③局部给药包括胸腔注射、腹腔注射、心包腔注射、鞘内注射、膀胱内注射、瘤内注射;④动脉给药包括动脉推注、介入治疗包括选择性动脉灌注加动脉栓塞、持续动脉滴注。

3.化学治疗禁忌证和停药指征

(1)化学治疗禁忌证:①一般情况很差(KPS 评分<50 分),或有衰竭、高热、严重恶病质状态者;②肝、肾、肺和心血管等重要脏器功能严重障碍者;③白细胞计数低于 3.5×10^9/L 或血小板计数低于 80×10^9/L 者或严重贫血未被纠正者。

(2)化学治疗停药指征:①血常规显示白细胞计数低至 3.5×10^9/L 或血小板计数低至 8×10^9/L;②呕吐频繁影响电解质平衡;③腹泻超过 5 次/天或有血性腹泻;④发热超过 38 ℃以上(除外由肿瘤引起的发热);⑤出现重要脏器的毒性,如心肌损害、药物性肝炎、肾炎或膀胱炎、消化道出血、穿孔、化学性肺炎或肺纤维化。

4.化学治疗方案

(1)非小细胞肺癌一线方案:详见表 3-3。

(2)非小细胞肺癌二线方案:标准二线方案多为多西他赛、培美曲塞单药。

(3)小细胞肺癌常用化学治疗方案:详见表 3-4。

表 3-3　非小细胞肺癌一线方案

化学治疗方案	药物名称
NP 方案	长春瑞滨、顺铂
NC 方案	长春瑞滨、卡铂
TP 方案	紫杉醇、顺铂
TC 方案	紫杉醇、卡铂

续表

化学治疗方案	药物名称
GP 方案	吉西他滨、顺铂
GC 方案	吉西他滨、卡铂
DP 方案	多西他赛、顺铂
DC 方案	多西他赛、卡铂
AP 方案	培美曲塞
	顺铂

表 3-4　小细胞肺癌常用化学治疗方案

化学治疗方案	药物名称
EP 方案	依托泊苷、顺铂
EC 方案	依托泊苷、卡铂
IP 方案	伊立替康、顺铂
IC 方案	伊立替康、卡铂

5.化学治疗的一般护理

(1)护理评估：评估患者了解病情，包括全身状况、年龄、体质状况，既往史，现病史，既往抗肿瘤治疗情况，如手术及手术后对患者的影响，放射治疗及既往化学治疗的情况等。评估患者的心、肝、肾功能，特别是造血功能状况。了解化学治疗方案，熟悉抗癌药物剂量、方法、给药途径、用法、疗程、治疗作用和并发症及患者的承受能力。加强营养，如有贫血和低蛋白血症，遵医嘱给予治疗。

(2)观察要点：观察生命体征的变化；化学治疗药物的毒副作用；化学治疗药物对血管的局部刺激，有无药液外渗；观察患者情绪变化，防止自杀自伤的行为发生。

(3)护理措施如下。①体位：采取舒适体位，恶心、呕吐严重的患者可采取半卧位。②饮食：患者在化学治疗期间，宜进食高热量、高蛋白、高维生素、清淡易消化饮食，如鱼、虾、绿色蔬菜、新鲜水果等；关心患者的进食情况，注意水分的摄入，维持水电解质的平衡。③心理护理：护士与患者建立良好的护患关系，用有效的沟通技巧和耐心的服务赢得患者信任，取得患者合作。如患者心理评估存在焦虑、抑郁情绪，帮助患者找出原因。教会患者放松的方式，如深呼吸、冥想、听音乐等，放松全身肌肉，减轻疲劳。④静脉炎预防护理：选择血管弹性良好的粗直静脉，避免循环分叉、关节处和静脉炎部位。对于上腔静脉综合征的患者，避免从上肢静脉注射。建立静脉使用计划，遵循先远后近、左右肢交替的原则，输注化学治疗药物之前需由2名护士共同确认血管通路的可靠性并做记录。给药过程中应按护理级别确定巡视时间，输注发泡剂时护士应持续观察穿刺点情况。先输注等渗或刺激性弱的药物，后输注高渗或刺激性强的药物。输注化学治疗药物后，静脉留置针原则上不保留。给化学治疗药物后或使用两种不同药物之间，用50 mL以上生理盐水冲管；若药物与生理盐水不相容，用等量5%葡萄糖溶液冲管。在化学治疗前、中、后告知患者当静脉注射部位出现触痛、刺痛、烧灼感或其他异常感觉应立即告知护士。一旦化学治疗药物外渗，立即停止输液，更换部位输入。

6.化学治疗药物引起的并发症护理

(1)骨髓抑制：主要表现为白细胞(以中性粒细胞比例减少为主)、红细胞和血小板计数降低，易发生感染和出血。会引起该不良反应的化学治疗药物有吉西他滨、多西他赛、紫杉醇、依托泊苷、培美曲塞、长春瑞滨、伊立替康、卡铂。化学治疗期间注意患者血常规变化，白细胞计数$<4\times10^9$/L，血小板计数$<80\times10^9$/L暂停化学治疗，并遵医嘱给予输血治疗；白细胞特别是中性粒细胞比例降低时应减少探视，严密监测体温，告知患者卧床休息，防止跌倒；注意个人卫生，保持皮肤口腔清洁；减少外出，外出时戴口罩，避免去人多的公共场所，避免接触传染病患者，动物及排泄物；天寒时注意保暖，避免感冒。白细胞计数$<1\times10^9$/L，应遵医嘱实施保护性隔离，保持室内空气流通、新鲜，每天用消毒液喷洒、擦拭地面，必要时开启紫外线进行空气消毒。医护人员做各项操作时均要严格无菌操作，防止患者感染。血小板计数低于50×10^9/L时，应注意预防出血；观察患者有无咯血、呕血、牙龈及黏膜出血、黑便、鼻出血、血尿、神志改变、头痛等症状；实施有创操作后延长穿刺点按压时间；嘱患者少活动，避免磕碰，必要时卧床休息；饮食宜软，避免硬食、粗糙或带刺的食物，保持大便通畅；避免剧烈咳嗽和用力擤鼻涕；用软毛牙刷或漱口水代替刷牙，防止牙龈出血；血小板计数低于10×10^9/L，绝对卧床休息，观察患者有无恶心、头痛等症状，及时与医师联系，严重降低时遵医嘱输入血小板。

(2)肝功能衰竭：表现为乏力、食欲缺乏、恶心、呕吐、肝大、血清转氨酶及胆红素含量升高，重则出现黄疸甚至急性肝萎缩。会引起该不良反应的化学治疗药物有多西他赛、紫杉醇、培美曲塞。护理措施：化学治疗前后进行肝功能检查，如有异常谨慎应用化学治疗药。化学治疗过程中密切观察病情，了解患者不适主诉，及时发现异常并对症处理。遵医嘱给予保肝治疗。嘱患者饮食以清淡可口为宜，适当增加蛋白质、维生素摄入量。做好心理护理，减轻焦虑，注意休息。

(3)出血性膀胱炎：使用顺铂、氨甲蝶呤时需水化，大剂量环磷酰胺除注意水化外，同时应用尿路保护剂防止发生出血性膀胱炎。护理措施：化学治疗前进行肾功能检查。化学治疗前和化学治疗时嘱患者多饮水，使尿量维持在 2 000 mL/d 以上。必要时给予泌尿道保护剂如美司钠，于用药前 15 分钟及用药后每 4 小时静脉给药，共 3～5 次，以减少膀胱炎或血尿的危险。密切观察尿液的性状，准确记录出入水量，密切观察患者排尿时有无尿频、尿急、尿痛等膀胱刺激征，有无血尿发生。

7.常见化学治疗毒副反应与护理

(1)胃肠道反应：表现为恶心、呕吐、食欲缺乏、腹泻、便秘、腹痛等，严重时可致胃肠穿孔，常见的化学治疗药物有吉西他滨、多西他赛、紫杉醇、依托泊苷、培美曲塞、长春瑞滨、顺铂、伊立替康、卡铂。

护理措施：化学治疗给药前预防性应用止吐药。指导患者选择富有营养、清淡、易消化的食物，少食多餐。减少不良刺激，保持环境整洁、空气新鲜，呕吐物及时清理。教会患者分散注意力的方法，如散步、打太极拳、深呼吸、听音乐等。必要时遵医嘱给予止吐药物治疗，并观察用药效果。对重度呕吐患者，应严格记录出入量，评估脱水情况，必要时给予补液。

(2)心脏毒性：表现为心肌损伤症状，心律不齐、心慌、心悸、憋气严重者可致心力衰竭，常见的化学治疗药物有多西他赛、紫杉醇。

护理措施：化学治疗前了解患者有无心脏病史，心电图有无异常。用药期间，特别是心脏毒性的药物时要监测心率，必要时给予心电监测。遵医嘱使用保护心脏的药物。

(3)泌尿系统毒性：肾功能异常，出血性膀胱炎、尿酸性肾病等，常见的化学治疗药物有吉西他滨、顺铂、卡铂。

护理措施：化学治疗前进行肾功能检查。鼓励患者多饮水，使尿量维持在 2 000 mL/d以上。使用顺铂、氨甲蝶呤时需水化，防止发生出血性膀胱炎。为预防尿酸性肾病，除大量补液外，还可口服碱性药物；减少食用别嘌醇含量高的食物，如肉类、动物内脏；多吃新鲜蔬菜、水果。

(4)肺毒性表现：为间质性肺炎和肺纤维化，患者出现发热、刺激性咳嗽、咯血、胸闷、胸痛、肺部啰音以致呼吸困难，常见的化学治疗药物有吉西他滨、长春瑞滨。

护理措施:严格掌握适应证,老年人肺功能不全、慢性支气管肺炎患者禁用。嘱患者戒烟,用药期间严密观察肺部症状及体征,定期做X线检查。

(5)神经毒性:表现为外周神经和中枢神经症状,指(趾)端麻木、指甲变灰暗,尿潴留,肠麻痹等症状;中枢神经受损表现为脑功能障碍,患者出现嗜睡、意识障碍、人格改变、智力减退等,多为一过性,常见的化学治疗药物有吉西他滨、多西他赛、紫杉醇、顺铂、卡铂。

护理措施:观察毒性反应,患者出现躯体活动或感觉障碍时加强护理,给予按摩、被动活动等。告知患者如有指(趾)端麻木等感觉异常时,避免触碰过热或尖锐的物品,防止受伤。必要时遵医嘱给予营养神经药物治疗。若患者出现腹胀、便秘等可给予润肠剂或肥皂水灌肠。特殊药物:使用草酸铂(如奥沙利铂)的患者要忌冷,避免吃冷的食物、触摸凉的东西等。

(6)变态反应:畏寒、发冷,皮肤潮红、瘙痒、出现皮疹,严重时会出现心慌、胸闷、呼吸困难、血压迅速下降等过敏性休克的症状,常见的化学治疗药物有吉西他滨、多西他赛、紫杉醇、依托泊苷。

护理措施:了解患者药物过敏史。对于易过敏的药物要做好宣教,及时发现过敏症状并对症处理。用药前遵医嘱给予抗过敏处理。用药过程中严密观察病情,视情况给予心电监护,监测生命体征变化并做好记录。

(7)局部组织刺激及静脉炎:表现为受累静脉发红、色素沉着、疼痛、血管变硬,药物外渗会表现为局部红斑、疼痛、肿胀,甚至局部组织坏死,常见的化学治疗药物有长春瑞滨、多西他赛、紫杉醇。

护理措施:评估血管情况,选择外周静脉条件较好者,并有计划从远端小静脉开始合理使用。药物刺激性强且外周静脉选取有困难,建议深静脉置管。化学治疗药物输注前,外周静脉需两人核对血管,中心静脉须抽回血。患者发生静脉炎后,给予硫酸镁湿敷或药物外敷,发生静脉炎的血管不可再行穿刺。药物外渗时按外渗处理。

(8)皮肤毒性反应:表现为皮炎、色素沉着、脱发等,常见的化学治疗药物有吉西他滨、多西他赛、紫杉醇、依托泊苷、培美曲塞、顺铂、卡铂。

护理措施:向患者解释头发会重新生长,消除顾虑。晨、晚间护理时,及时清扫干净床上的落发,减少对患者不良刺激。化学治疗期间防止头皮受冷或过热的刺激,外出时戴好帽子,不要在阳光下曝晒。洗头时使用中性洗液,动作轻柔。梳理时动作轻柔,忌用吹风机和染发剂。头发完全脱落后,进行头部按摩,每天两次,顺序从颈部向上到头顶,从两侧鬓角向上到头顶,整个头皮受到按摩后,促进血液循环，有利于头发生长。协助患者选择合适假发套，尽可能纠正形象紊乱所致负性情绪。

(9)耳毒性反应：表现为耳鸣、耳聋，常见的化学治疗药物有顺铂、卡铂。

护理措施：治疗期间和每1个疗程之前，检查听神经功能，待功能恢复才能进行下一次治疗，顺铂和卡铂引起的耳毒性，多为可逆性，不需特殊处理。

8.化学治疗方案相关的护理

(1)NP方案（N：长春瑞滨 Navelbine，NVB；P：顺铂 Cisplatin，DDP）：NVB是一种半合成的长春生物碱，其作用机制是通过阻止微管蛋白的聚合形成微管和诱导微管解聚，使癌细胞停止于有丝分裂中期。不良反应有血液学毒性反应如贫血、中性粒细胞比例减少；胃肠道毒性如恶心、呕吐、便秘等；呼吸道毒性如支气管痉挛、呼吸困难；药液外渗引起局部组织红肿、疼痛、水疱和静脉炎，严重时组织坏死。

护理措施：定期检查血常规，发现血常规异常及时与医师联系。如患者恶心、呕吐，可在化学治疗给药前预防性应用止吐药；指导患者选择富有营养、清淡、易消化的食物，少食多餐；减少不良刺激，保持环境整洁、空气新鲜，呕吐物及时清理；教会患者分散注意力的方法，如散步、打太极拳、深呼吸、听音乐等；必要时遵医嘱给予止吐药物治疗，并观察用药效果；呕吐发生时应将患者头偏向一侧或取坐位，及时清理呕吐物，协助漱口，开窗通风；对重度呕吐患者，应暂停饮食和口服药物，并严格记录出入量，评估脱水情况，必要时给予补液，待呕吐减轻是可给予流质或半流质饮食。如发生便秘，在饮食上指导患者进食富含纤维素的蔬菜，多吃新鲜的水果，多饮水，每天饮水2000～3000 mL；也可每天起床前用双手按摩腹部，按结肠走行的方向顺时针100圈，再逆时针100圈；必要时遵医嘱使用缓泻剂。在化学治疗过程中注意观察患者呼吸的频率、节律和深度，有无进行性呼吸困难，发现异常立即停药，给予氧气吸入，遵医嘱对症处理。

NVB对局部皮肤、组织的刺激性强，在注射时，要选择粗大静脉或深静脉或中心静脉导管注射；一旦发生药物外渗，立即停止输入，尽量抽吸渗液；遵医嘱予生理盐水10 mL＋1％利多卡因0.1 g＋地塞米松5 mg，沿外渗边缘做局封。封闭后给予冷敷或间断冰敷24小时；必要时局部可用硫酸镁溶液或云南白药湿敷，湿敷面积应超过外渗部位2～3 cm，湿敷应保持24小时以上。云南白药配方包括：云南白药、吲哚美辛、泼尼松、甲硝唑，磨成粉，用50％酒精调成糊状敷于外渗部位每天3～4次；每天观察局部皮肤情况，如皮肤的颜色、温度、疼痛的性质直到痊愈；48小时内抬高患肢，减轻因药液外渗引起的肢体肿胀，下肢药液外渗时应让患者卧床休息，床尾抬高 15°；药物外渗局部有破溃、感染时，应报告医师及时给予清创、无菌换药处理；禁止在外渗侧肢体区域周围及远心端再行各种穿刺注射；护士在整个化学治疗药物外渗处理过程中，要关心体贴患者，做好沟通工作，减轻患者的恐惧、不安情绪、以取得合作。

DDP 为治疗多种实体瘤的一线用药，具有抗癌谱广、作用强、与多种抗肿瘤药有协同作用且无交叉耐药等特点，为当前联合化学治疗中最常用的药物之一。与 VP-16 联合（EP 方案）为治疗 SCLC 或 NSCLC 一线方案，或 NVB 等方案为目前治疗 NSCLC 常用方案，本品主要由肾排泄，通过肾小球过滤或部分由肾小管分泌，用药后 96 小时内 25%～45%由尿排出。不良反应有肾毒性、恶心、呕吐和脱发。

护理措施：化学治疗前进行肾功能检查；化学治疗前和化学治疗时嘱患者多饮水，或遵医嘱大量输液，可加用利尿剂加速药物排泄，使尿量维持在 2000 mL/d 以上，减少药物在肾脏内的积聚；补液时间要小于 2 小时，药物要避光；脱发患者在化学治疗期间防止头皮受冷或过热的刺激，外出时戴好帽子，不要在阳光下曝晒；使用温和的洗发水和宽齿梳子，梳理时动作轻柔，忌用吹风机和染发剂；及时清理脱发，头发完全脱落后，向患者解释头发会重新生长，消除顾虑；教会患者进行头部按摩，每天两次，顺序从颈部向上到头顶，从两侧鬓角向上到头顶，整个头皮受到按摩后，促进血液循环，有利于头发生长；帮助患者选择合适假发套，尽可能纠正形象紊乱所致负性情绪。

(2)TC 方案（T：紫杉醇 Paclitaxel；C：卡铂 Carboplatin，CBP）：紫杉醇是红豆杉属植物中的一种复杂的次生代谢产物，也是目前所了解的唯一一种可以促进微管聚合和稳定已聚合微管的药物。不良反应有变态反应如颜面轻度潮红，皮疹，瘙痒，严重时出现支气管痉挛性呼吸困难；神经毒性如肌肉关节疼痛；心血管毒性常见一过性心动过速和低血压，也可发生心动过缓或传导阻滞；还可发生骨髓抑制、胃肠道反应、肝脏毒性和脱发等。

护理措施：在化学治疗前遵医嘱给予防变态反应药物的预处理，方法为紫杉醇开始注射前 12 小时和 6 小时分别给予地塞米松 20 mg 口服，雷尼替丁150 mg 口服，治疗前 30～60 分钟给予苯海拉明肌内注射 20 mg；用药过程中严密观察病情，给予心电监护，监测生命体征变化并做好记录，滴注时间为 3 小时；在开始滴注的 10 分钟，护士应在旁观察患者有无变态反应；一旦出现变态反应，立即停止输液，更换输液皮条，静脉注射抗组胺药物和甾体激素，必要时可加肾上腺素或支气管扩张药，配合医师积极抢救。患者出现肌肉关节疼痛时可给予按摩、被动活动等，必要时遵医嘱给予营养神经药物治疗。

卡铂：为第二代铂类化合物，生化特征与顺铂相似，但肾毒性、耳毒性、神经毒性，尤其是胃肠道反应明显低于DDP，是近年来广泛受到重视的新药，与DDP一样同属细胞周期非特异性药物，不良反应与DDP相似。

护理措施：静脉滴注时间小于2小时，用5%葡萄糖液稀释，避光使用。鼓励多饮水，减少肾毒性发生，不能用生理盐水稀释。

(3)GP方案（G：吉西他滨，Gemcitabine；P：顺铂）：吉西他滨是一种破坏细胞复制的二氟核苷类抗代谢物抗癌药，是去氧胞苷的水溶性类似物，对核糖核苷酸还原酶是一种抑制性的酶作用物的替代物，这种酶在DNA合成和修复过程中，对所需要的脱氧核苷酸的生成是至关重要的。不良反应有变态反应如皮疹、支气管痉挛；流涕样症状、水肿、困倦；恶心、呕吐；骨髓抑制；蛋白尿、血尿。药物应在30分钟内点滴完毕，点滴时间延长可增加药物的毒性。

护理措施：如出现皮疹，指导患者保持皮肤清洁、干燥，勤剪指甲，勿抓挠，维持皮肤的完整性，勿用过热水洗，避免使用刺激性的物品如肥皂、化妆品等，当皮肤瘙痒时，可外用炉甘石洗剂涂抹。如过敏严重时，立即停药，遵医嘱给予抗过敏治疗。嘱患者卧床休息，保证充足的睡眠，进食清淡饮食，遵医嘱给予止吐药，定期检查血常规，发生不良反应时通知医师，对症处理。

(4)DP方案（D：多西他赛，Docetaxel；P：顺铂）：多西他赛属于紫杉类化合物抗肿瘤药，作用机制是加强微管蛋白聚合作用和抑制微管解聚作用，导致形成稳定的非功能性微管束，因而破坏肿瘤细胞的有丝分裂。本品在细胞内浓度比紫杉醇高3倍，并在细胞内滞留时间长，与紫杉醇的不良反应相似，但其骨髓抑制毒性更大，且口腔炎发生率高，大约有50%的患者在使用多西他赛3～4个周期后，会出现体液潴留症状。

护理措施：为了预防或降低严重液体潴留可预服糖皮质激素类药物，如地塞米松，在多西他赛注射头一天开始服用，每天16 mg，服用4～5天。如发生口腔炎，可告知患者保持口腔清洁，使用软毛牙刷或海绵牙刷，以减少口腔内食物残渣的积聚。选择合适的漱口液，口泰含漱液是一种水溶性的含氧化合物，可有效减轻口腔炎的疼痛。日常饮食应增加高蛋白食物的摄入量，多食多汁饮食(1500 mL/d)来促进口腔黏膜的新陈代谢。

(5)AP方案（A：培美曲塞，Pemetrexed；P：顺铂）：培美曲塞是一种结构上含有核心为吡咯嘧啶基团的抗叶酸制剂，通过破坏细胞内叶酸依赖性的正常代谢过程，抑制细胞复制，从而抑制肿瘤的生长。不良反应有骨髓抑制、胃肠道反应、肝功能异常、疲劳、发热、皮疹、脱屑、瘙痒、脱发。

护理措施:接受培美曲塞治疗同时应接受叶酸和维生素 B_{12} 的补充治疗,可以预防或减少治疗相关的血液学或胃肠道不良反应。滴注时间 10 分钟以上,与顺铂联合使用时,两种药之间间隔时间为 30 分钟。因为培美曲塞与含钙药物有配伍禁忌,所以不能用林格液冲管。

(6)EP 方案(E:依托泊苷,Etoposide,VP-16;P:顺铂):VP-16 为细胞周期特异性的抗肿瘤药。主要是抑制中期分裂细胞,抗癌谱较广。其抗癌作用机制是抑制核苷转移,抑制 DNA、RNA 及蛋白质的合成。与顺铂联合使用是治疗 SCLC 的标准化学治疗方案。不良反应为可逆性的骨髓抑制、消化道反应、脱发、变态反应。

护理措施:静脉滴注大于 30 分钟,否则会引起严重低血压,喉痉挛等变态反应。稀释后立即使用若有沉淀产生严禁使用,不能和葡萄糖液混合,在葡萄糖溶液中可形成微粒沉淀。

(7)IP 方案(I:伊立替康,Irinotecan;P:顺铂):伊立替康是喜树碱类衍生物,是从喜树中提取的植物碱,早在 1960 年就发现它的抗肿瘤特性,然而具体作用机制并不十分清楚,直到 1980 年才发现了它与拓扑异构酶Ⅰ的相互作用机制。由于其骨髓抑制和出血性膀胱炎的发生率较高,从而该药物被认为毒性过大不适于临床使用。后来经过对喜树碱的进一步研究,分别于 1994 年和 1996 年研制出了毒性较低的两种新型水溶性喜树碱类衍生物:伊立替康和拓扑替康。不良反应为迟发型腹泻、急性胆碱能综合征、骨髓抑制、恶心、呕吐。护理措施:静脉滴注 30～90 分钟,不能静脉推注。静脉滴注 24 小时内发生的腹泻,用阿托品 0.5 mg 皮下注射。告知患者要少渣、低纤维饮食,禁食产气、油腻食物,如碳酸饮料、玉米、空心菜、芹菜、豆类、油腻的荤菜等。嘱多饮水,保证每天液体摄入量约 3 000 mL。密切观察大便次数、性状,及时做常规检查。腹泻后及时清洁肛周,多休息。观察大便性质,及时纠正水电解质平衡失调。

在使用伊立替康化学治疗 24 小时内会出现急性胆碱能综合征,表现为出汗、流涎、流泪、瞳孔缩小、视物模糊,痉挛性腹痛、腹泻,应注意观察,及时通知医师,遵医嘱给予相应处理。

9.化学治疗的健康指导

(1)鼓励患者适当锻炼,每天进行可耐受的活动。

(2)鼓励进高蛋白、高热量、高维生素、易消化饮食。

(3)鼓励患者保持良好的精神状态,积极面对疾病,参加社会支持组织,如抗癌俱乐部等。

(4)戒烟，注意口腔卫生。

(5)指导缓解疼痛方法(听笑话、相声、舒缓柔和的音乐)及正确对待止痛药物使用。

(6)指导有效咳嗽、咳痰，适当练习腹式呼吸和呼吸操。

(7)化学治疗间歇期，定期门诊复查血常规，病情有变化及时来医院就诊。

(三)肺癌的靶向治疗护理

肿瘤分子靶向治疗是21世纪提出的一个新概念，它是针对肿瘤细胞与正常细胞之间的差异，将药物或其他具有杀伤肿瘤细胞的活性物质选择性地运送到肿瘤部位，把治疗作用或药物效应尽量限定在特定的肿瘤靶细胞、组织或器官内，而不影响正常细胞、组织或器官的功能，从而提高疗效、减少毒副作用的一种治疗方法。对于晚期非小细胞肺癌患者的整体生存率和生活质量有明显的提高。

1.靶向药物与化学治疗药物的区别

(1)细胞毒药物：依赖肿瘤细胞与正常细胞生长、修复、死亡的动力学间的差异来杀伤肿瘤细胞，选择性差。

(2)靶向治疗：针对致癌机制，直接攻击致癌细胞，选择性强。

2.临床常用的靶向治疗药物

一般根据药物的作用靶点或药物性质进行分类：小分子酪氨酸激酶抑制剂吉非替尼、厄罗替尼；抗肿瘤血管生成药贝伐单抗、恩度；单克隆抗体西妥昔单抗、帕尼单抗；多靶点抗肿瘤药舒尼替尼、索拉非尼、凡德他尼等。常见的不良反应有变态反应、皮肤和指甲不良反应、心血管反应、胃肠道反应、血液毒性、出血、伤口愈合延期、蛋白尿、间质性肺炎。

3.护理措施

(1)变态反应：多见于单克隆抗体类的靶向治疗药物，如西妥昔单抗、贝伐单抗等治疗的患者，多发生于初次使用时。常规首次应用这些药物前应做小剂量的过敏试验，并给予抗组胺处理，在用药过程中加强观察和控制滴速。变态反应经减缓给药或停药并给予支持治疗，一般可缓解。

(2)皮肤和指甲不良反应：多见于作用于表皮生长因子受体的药物，如易瑞沙(吉非替尼片)、特罗凯(盐酸厄洛替尼片)、爱必妥(西妥昔单抗注射液)。常见症状为皮疹、皮肤干燥、甲沟炎、皮肤皲裂。护士应每天评估皮肤的情况，记录出现皮肤反应的时间、部位、面积、有无感染、破溃。①皮疹护理：做好健康教育，嘱患者避免日晒，宜使用防晒系数（SPF）＞30的广谱防晒用品。保持身体清洁及皮肤湿润，勿接触碱性和刺激性强的洗漱用品，沐浴后涂抹温和的润肤露或硅霜。在清洁有丘疹脓疱的部位时，应用轻拍、轻微按压方式将水分吸干，切勿采用擦、抹方式，以避免摩擦而发生皮肤破损、发红等情形。当产生丘疹脓疱时，勿自行挤破以免发生感染。头皮产生丘疹脓疱时，使用宽齿的梳子轻柔梳理，洗头时用指腹按压清洗。切勿用指甲以免抓破造成感染，用药期间不建议烫发、染发。建议使用有抗菌成分的洗发液。瘙痒时不要抓挠皮肤，可局部涂抹止痒膏剂。轻度皮疹局部使用皮炎平、红霉素软膏。中度皮疹者可加用苯海拉明软膏，并遵医嘱口服抗生素。重度皮疹应及时报告医师，遵医嘱给予相应处理。②皮肤干燥护理：可转成慢性干燥性皮肤炎。注重皮肤的保湿，可选择不含酒精、香料、色素的保湿润肤剂、保湿型乳液，建议早晚使用涂抹全身，可依干燥程度增加涂抹次数。防止紫外线照射。③甲沟炎护理：对指甲脱色和皱褶等改变，可不做特殊处理，嘱患者保持手足的清洁卫生。出现甲沟旁肉芽肿样病损时，每周1次局部使用硝酸银杀菌剂并给予敷料包扎，若症状仍不缓解，给予头孢呋辛口服。④皮肤皲裂护理：每晚用清水清洗伤口后涂以重组人表皮生长因子外用溶液（金因肽）。对金因肽、甘油、甘露醇过敏患者禁用。处理伤口应注意避免食用常规消毒剂，如碘附、酒精等；操作中避免污染药液。用清水冲洗创面后毛巾擦干即可用药，如伤口有感染可用生理盐水冲洗或全身联合使用抗生素。⑤心理护理：告知患者皮肤反应是常见的不良反应，可以在治疗结束后自行缓解，减轻患者的心理压力，取得患者的配合。

（3）心血管反应：主要表现为高血压、左室射血分数下降、心肌缺血/梗死、QT间期延长等。

心血管反应的护理措施：用药期间给予心电监护至输液完成后1小时；发生轻微反应，如心悸、心动过速时可给予普萘洛尔对症治疗，出现严重症状时应立即停药，并采取相应抢救措施，床旁应常规准备吸氧等急救设备和药品；曲妥珠单抗治疗前120分钟开始给予营养心肌的药物，如心肌极化液；每次治疗前或间隔1次进行心肌酶谱、心电图、超声心动图、心功能等检查，重点监测左室射血分数的变化，若左室射血分数从基线水平下降至≤50％时，应考虑停药。

高血压反应的护理措施：治疗开始前以及治疗中定期监测血压情况。既往有高血压病史且血压控制不稳定的患者，不应开始抗血管生成药物的治疗。应用抗血管生成药物后，新发的高血压患者可以使用钙通道阻滞剂控制血压。血压控制稳定的患者如果在接受抗血管生成药物治疗后出现血压升高，应考虑原有降压药加量或加用另一种降压药物。口服降压药无法控制高血压，则应终止抗血管生成药物的使用。出现高血压时通常采用口服降压药物进行治疗（<150/100 mmHg），必要时终止贝伐珠单抗治疗，治疗后 4～6 个月继续监测血压。

（4）胃肠道反应：表现为腹泻、恶心、呕吐、厌食、口腔黏膜炎、口腔溃疡、肝功能损害、食欲下降。表现最为明显的是腹泻，其他症状反应较轻。

腹泻的护理：清淡饮食，避免可加重腹泻的食物如辛辣、油腻的食物，避免大便软化剂和纤维素。首次出现时即应开始对症治疗，常用的药物有洛哌丁胺和泻特灵，对症处理后仍不能缓解的则应减量或停药。一般开始治疗几天后出现，可持续整个治疗过程；严重腹泻可予洛哌丁胺处理；老年人注意水电解质平衡。

（5）血液毒性：多为轻度，通常不需中断治疗或减量治疗，定期进行血常规监测。

（6）出血：许多接受索拉非尼或舒尼替尼治疗的患者都出现甲床出血、鼻出血或皮下出血。上述出血症状多数是轻微的，经过保守治疗后即可缓解。非小细胞肺癌患者中出现的肺出血（约为 2%）则可能是致命的，所有肺出血事件都发生在中央型鳞癌患者，研究者认为出血可能与治疗后肿瘤空洞形成有关。护理措施：所有接受血管内皮生长因子（VEGF）抑制剂的患者都应监测凝血功能以尽早发现出血倾向，监测周期取决于药物的半衰期，单抗类药物应在治疗后 2～3 周，而 VEGF 受体酪氨酸激酶抑制剂至少应在治疗后 1 周即开始监测。

（7）伤口愈合延期：伤口新生血管的测定结果表明，抗 VEGF 药物会导致伤口愈合的延迟。护理措施：抗 VEGF 治疗中的患者如需进行手术治疗，应在手术前、后、终止抗 VEGF 治疗。任何择期手术与末次贝伐单抗的使用必须间隔至少 28 天。对于既往曾接受过靶向治疗或正在接受靶向治疗的患者，如果需要进行急诊手术，应在多科协作下进行。

（8）蛋白尿：贝伐单抗联合化学治疗，蛋白尿发生率为 26.5%。可能的产生机制为 VEGF 信号传导通路调节肾小球血管通透性，抑制 VEGF 可能导致肾小球内皮细胞和上皮细胞（足细胞）的破坏从而产生蛋白尿。护理措施：接受贝伐单抗或其他 VEGF 抑制剂治疗的患者必须密切监测尿蛋白，一旦出现Ⅳ度蛋白尿（肾病综合征）必须立刻终止治疗。出现蛋白尿的患者接受血管紧张素转化酶抑制剂（ACEI）治疗可能获益。对于 24 小时尿蛋白定量>1 g 的患者，血压最好控制在 125/75 mmHg（1 mmHg=0.133 kPa）以下。

（9）间质性肺炎：是表皮生长因子受体致命性的不良反应，其损伤机制、发生率、严重程度、临床表现和危险因素目前尚未完全阐明，与化学治疗或放射治疗合用时风险明显增加。主要表现为呼吸困难。

（四）肺癌的放射治疗护理

放射治疗是治疗恶性肿瘤的重要手段之一。肿瘤的放射治疗是利用各种放射线，如光子类的X线、γ射线以及粒子类的电子束、中子束等抑制或杀灭肿瘤细胞。放射治疗的作用是通过电离辐射对细胞或器官的作用，直接或间接地破坏和阻止细胞分裂。放射治疗的目的是将精确的放射剂量投照到确定的肿瘤容积内，最大限度地消灭肿瘤，同时最大限度地保存正常组织的结构与功能，提高患者生活质量，延长生存期。放射治疗分为根治性放射治疗和姑息性放射治疗。

肿瘤患者在接受放射治疗时，由于射线在杀灭肿瘤细胞的同时对邻近的正常组织也会造成一定损伤，因而患者会出现不同程度的毒性反应和心理问题，为了帮助患者顺利完成放射治疗，护理人员应给予耐心细致、科学有效的护理。

1.放射治疗前的护理

(1)心理护理：应做好患者的思想工作，使患者对放射治疗有所了解，使患者在生理、心理上正确对待自己的疾病，并对今后的治疗有充分的思想准备，树立战胜疾病的信心和勇气。

(2)饮食宣教：指导患者进高热量、高蛋白、高维生素、低脂肪易消化的清淡饮食。忌吃辛辣和酸性食物，避免过热、过硬，以免损伤食道黏膜。饭菜尽量色、香、味齐全，促进食欲。同时也可选用人参、红枣、米仁等利于提高机体免疫力。

(3)向患者说明保护照射野皮肤的重要性和方法：内衣宜宽大、柔软、吸湿性强。避免照射野皮肤受机械物质及冷热的刺激，以免损伤皮肤。保护照射野皮肤的清洁干燥，防止溃疡感染，尤其是乳房下、腋下、会阴部皮肤。天热出汗时可用温水和软毛巾轻轻蘸洗，忌用肥皂、粗糙毛巾擦拭。如头颈部照射，可用柔软光滑的丝绸围巾保护颈部的皮肤。局部避免光线的直接照射，夏天外出需戴帽子或撑阳伞。忌用手指直接接触或用手剥去干燥、脱落的痂皮，以免损伤皮肤而延长愈合的时间。不可在放射部位涂含金属的药膏及胶布，以防加重局部皮肤反应。

2.放射治疗期间的护理

(1)要始终保持照射野线条清晰，如有模糊不清，应及时请主管医师描画清楚。

(2)嘱患者照光时不可移动位置，以免照在正常组织。

(3)每天照光后静卧30～60分钟以减轻放射反应，嘱患者照光前、后半小时

不能进食，以免引起条件反射性厌食。

（4）鼓励患者多饮水，每天 2000～4000 mL，以利毒素排泄。

（5）劝导患者戒烟酒；指导患者饭后漱口，保护口腔黏膜，减轻口腔黏膜反应。

（6）患者胸部放射治疗期间，注意观察有无呛咳和发热反应，如有异常及时控制医师。

3.放射治疗后的护理

（1）加强口腔护理：放射治疗期间保持口腔清洁，三餐后和睡前用 5％硼酸溶液漱口，如出现假膜用 1.5％过氧化氢溶液漱口。出现口腔黏膜溃疡时，局部可涂溃疡合剂。如有口干，可用养阴生津的麦冬或金银花泡茶。

（2）皮肤反应的护理。①Ⅰ度反应：在照射数天后，皮肤出现色素沉着，有的有烧灼和刺痛感，继续照光，皮肤可变暗变红色，以后有脱屑，称为干性脱皮。局部可扑撒消毒滑石粉、樟脑粉。②Ⅱ度反应：皮肤可出现充血、水肿、水疱形成，有渗出液，称湿性反应。处理：如皮肤无破裂及无炎症者，可暴露创面，康复新软膏外涂，一天数次；如有水疱或渗出，应在无菌操作下抽水或清洗创面后用喜疗妥药膏外涂，一天数次。③Ⅲ度反应：溃疡坏死真皮层受损，临床上不允许出现此种反应。处理：在无菌操作下将坏死组织剪除，清创换药。

（3）放射性食管炎的护理：嘱患者进细而软的半流质饮食。对感觉口干舌燥、胸前灼热痛的患者，可用 0.9％生理盐水 250 mL＋利多卡因 5 mL＋庆大霉素 8 万 U＋地塞米松 5 mg，10 mL 饭前服用，可减轻食道炎的反应。

（4）放射治疗性肺炎的护理：嘱患者卧床休息。注意保暖，预防感冒。根据医嘱用药。

（5）脑组织急性放射性反应的护理：严密观察体温、脉搏、呼吸、血压、神志、瞳孔、肢体活动及有无头痛、呕吐等情况，发生异常，及时汇报医师。做好昏迷、抽搐及瘫痪护理，并预防脑功能衰竭和窒息的发生。

（五）肺癌的姑息护理

针对晚期肺癌患者，WHO 提出了姑息治疗这个概念。姑息治疗是针对致命性疾病的患者及其家属，为全面提高他们的生活质量，提供积极、全面的照顾，控制疼痛和其他症状，并对心理、社会和精神问题予以重视。肺癌的姑息治疗主要是针对并发症的综合处理，其治疗、护理原则为减轻患者痛苦，提高生活质量。晚期肺癌往往会出现疼痛症状，并发脑转移、骨转移、上腔静脉综合征、恶性胸腔积液、心包积液、肝肾转移等。

1.疼痛的护理

疼痛是一种复杂的现象，是由各种物质的和非物质的因素引起的主观体验，对于大多数患者而言，疼痛是癌症的多个症状中唯一的一个很严重的症状。因此减轻疼痛应被视为治疗癌症的一个重要组成部分，综合护理模式涵盖了生理、心理、社会和精神方面。当患者有身体上的疼痛时，不能不考虑其他方面而孤立地对待生理疼痛，患者的焦虑情绪也无法得到有效解决，治疗疼痛必须同时解决各组成部分。某些癌症的治疗措施也给患者造成很大痛苦，如检查、放射治疗(放射治疗)和化学治疗(化学治疗)均可能引起疼痛。据统计全世界有癌症患者约1400万，每年新发的癌症患者约700万，其中30%～60%伴有不同程度的疼痛。我国现有癌症患者200万，每年新发生的癌症患者约160万，疼痛发生率40%～50%，50%患者的疼痛为中至重度，其中30%为难以忍受的重度疼痛。疼痛状态和体温、脉搏、呼吸、血压四大生命体征一样，为人类的第五大生命体征。

(1)疼痛相关的概念和发生机制：疼痛是一种令人不快的感觉和情绪上的感受，伴有实质上的或潜在的组织损伤，疼痛是一种主观感觉，并非简单的生理应答。痛觉是一种意识现象，属于个人的主观知觉体验，受到人的心理、性格、经验、情绪和文化背景的影响，患者表现为痛苦、焦虑。痛反应是指机体对疼痛刺激产生的一系列生理病理变化，如呼吸急促、血压升高、瞳孔扩大、出汗、骨骼肌收缩等。总疼痛是包括各种对身体有害刺激因素所引起的疼痛总称，如躯体的、心理的、精神的、社会的及经济的诸多因素。爆发性疼痛是在使用阿片类药物治疗的患者稳定的疼痛形式(持续痛)的基础上，而出现的疼痛短暂剧烈的发作。

肿瘤直接引起的疼痛约占88%，当肿瘤侵及胸膜、腹膜或神经，侵及骨膜或骨髓腔使其压力增高甚至发生病理性骨折时，患者可出现疼痛，如骨转移、骨肿瘤所致的骨痛，肺癌侵及胸膜可致胸痛，肺尖部肿瘤侵及臂丛可出现肩臂疼痛，脑转移可引起头痛及脑神经痛，腹膜后转移压迫腰、腹神经丛，可引起腰、腹疼痛。

癌症治疗引起的疼痛约占11%，如放射性神经炎、口腔炎、皮肤炎，放射性骨坏死。放射治疗、化学治疗后可出现带状疱疹产生疼痛，化学治疗药物渗漏出血管外引起组织坏死或化学治疗药物引起的栓塞性静脉炎、中毒性周围神经炎(长春碱)等可引起手臂肿胀疼痛等。

肿瘤间接引起的疼痛约占1%，如晚期衰竭患者出现压疮，加之机体免疫力低下引起局部感染而产生疼痛。

(2)疼痛评估:①首先评估疼痛情况,询问疼痛出现的时间、持续时间、部位、有无放射、加重或缓解因素,以初步判断疼痛性质。此外,还要询问患者既往抗肿瘤治疗史、是否接受过止痛治疗及其疗效,以决定其是否阿片耐受。②其次评估疼痛程度,选择简单有效的评估工具或量表,除评估当时的疼痛程度外,还要了解过去24小时内疼痛的一般和最严重程度;了解静息和活动状态下疼痛的变化。

疼痛对患者内心和生活质量也有影响,评估包括患者预期生存、体能状况,以及疼痛带来的患者心理、社会、经济和精神困扰;筛查有无抑郁或焦虑,了解患者及其亲属的疼痛认知、止痛治疗的预期目标;询问其性格特点,特别是患者既往生活中较大的应激事件及其处理方式;了解患者道义上和经济上的支持系统,例如对诊治有决定权者和患者的亲缘关系等。

(3)疼痛评估工具:①数字评定量表(NRS)方法是由0到10共11个数字组成,患者用0至10这11个数字描述疼痛强度,数字越大疼痛程度越强,此法具有较高信度与效度,易于记录,适用于文化程度相对较高的患者。缺点是刻度较为抽象,在临床工作中向患者解释NRS的使用方法比较困难,故不适合文化程度低或文盲患者。②面部表情疼痛量表(FRS-R)方法是通过观察患者的行为改变,用6个不同的面部表情(从微笑至悲伤至哭泣)来表达疼痛的程度。从左到右分别被标为0～10分,表示无痛、有一点疼痛、轻微疼痛、疼痛明显、疼痛较严重、剧烈疼痛。因其直观理解,较适用于儿童、老年人、意识不清或不能用言语表达的患者。

(4)WHO的疼痛分级标准。①0级:无痛,相当于0分;②Ⅰ级(轻度疼痛):有疼痛,能忍受,不影响其正常生活和睡眠,相当于1～3分;③Ⅱ级(中度疼痛):疼痛明显,不能忍受,要求服用止痛药,睡眠受干扰,相当于4～6分;④Ⅲ级(重度疼痛):疼痛剧烈,不能忍受,需用止痛剂,睡眠受到严重干扰,可伴有自主神经功能紊乱(头痛头昏、失眠、记忆力减退以及心血管、胃肠神经系统功能失调的症状)或被动体位,相当于7～10分。

(5)疼痛管理。①非药物性镇痛:从治疗效果来说,非药物性措施不能替代药物治疗,但许多非药物性治疗措施作为药物治疗的补充手段,能够提高药物的治疗效果,从而更有效地实现镇痛。基于患者的具体病情和个人偏好,可以考虑下列非药物性策略:冷敷或热敷(45～55 ℃)、按摩、放松治疗、想象疗法、音乐疗法、自我管理教育等。②药物性镇痛:WHO提出的三阶梯镇痛治疗方案,是国际上认同的药物治疗方案。对于轻度疼痛患者,使用第一阶梯药物,即非阿片类药物±辅助药物，代表药物有阿司匹林、吲哚美辛、散利痛、芬必得、扶他林。对于中度疼痛患者，使用第二阶梯药物，即弱阿片类药物±非阿片类药物±辅助药物，代表药物有可待因、曲马朵、泰勒宁。对于重度疼痛患者，使用第三阶梯药物，即强阿片类药物±非阿片类药物±辅助药物，代表药物有美施康定、奥施康定、多瑞吉。正确地遵循该方案的基本原则，90%的癌痛得到缓解，75%以上的晚期癌痛得以解除。

(6)WHO的三阶梯止痛疗法的基本原则：①口服给药是首选途径，对急性疼痛、口服不能耐受者、不能吞咽或存在口服吸收障碍的患者，可采用非口服途径，如透皮贴剂、栓剂纳肛等止痛。②按阶梯给药，疼痛的轻、中、重度分别用一、二、三阶梯药物治疗，反对无计划用药及错误的处方搭配，要注意一阶梯药物及二阶梯药物的封顶效应，即“天花板”效应。强阿片类药物无极限，药效不佳时，可增加剂量而不是增加另一个同类药物。③按时给药，即按规定的间隔时间给药，利于维持有效血药浓度，保证疼痛连续缓解；不能用“痛了就吃”的按需给药方式。④个体化给药，制订止痛方案前，应全面评估患者的具体情况，如：肝肾功能、基础疾病、全身状况等，有针对性地开展个体化止痛治疗。对麻醉药品的敏感度个体间差异很大，合适剂量就是能满意止痛的剂量；标准的推荐剂量要根据每个人的疼痛程度、既往用药史、药物药理学特点等来确定及调整。⑤注意具体细节，对用药的患者要注意观察药物的作用和不良反应。护士要将药物的正确使用方法、可能出现的不良反应告诉患者，目的是使患者能获得最佳疗效而发生的不良反应最小；消除患者的恐慌、担忧。

(7)阿片类药物常见不良反应及护理：有研究表明，阿片类药物引起的不良事件发生率分别为便秘25%，嗜睡23%，恶心21%，口干17%和13%的呕吐、厌食或食欲缺乏、头晕眼花；而乏力、腹泻、失眠、情绪变化、幻觉和脱水发病率均在5%以下。相关的护理措施如下。①便秘的护理：根据患者排便情况，对症处理。有便秘史的患者同时服用缓泻剂如大黄苏打片、麻仁丸；严重便秘的，则需要口服或直肠给予刺激性泻药，如番泻叶、高渗性药物(50%硫酸镁200 mL、25%甘露醇100 mL)；鼓励多饮水，多吃蔬菜水果、蜂蜜、含纤维素多的蔬菜；脐下三指按摩。②恶心、呕吐的护理：给患者创造舒适的休养环境，减少不良刺激；给患者心理支持；遵医嘱使用止吐药物；呕吐后及时更换，漱口、擦洗面部；分散注意力，交谈、听音乐等可减轻症状。③呼吸抑制的护理：麻醉止痛剂可降低呼吸中枢对$PaCO_2$的敏感性，使呼吸慢而不规律，有时呼吸<10次/分；若出现严重呼吸抑制，可用吗啡拮抗药纳洛酮解救。纳洛酮的用法：小剂量开始，密切观察患者呼

吸，根据呼吸改善情况调整纳洛酮的剂量，一般将纳洛酮 0.4 mg 溶解于 10 mL 生理盐水中，0.5 mL/min 经静脉缓慢推注，直到将呼吸抑制缓解，对肺癌、老年患者、肺功能差者要注意呼吸。④尿潴留的护理：积极采取诱导排尿的方法，如听流水声膀胱区按摩法、热水敷等；排尿时用手按压膀胱部位增加膀胱内压力；必要时予以导尿。

(8)临床常用的强阿片类药物的相关护理：①美施康定(硫酸吗啡缓释片)，为强效中枢性镇痛药，用于晚期癌症患者第三阶梯止痛。初始剂量一般 10 mg 开始，每 12 小时服药一次；若疼痛无缓解，则按照 30%～50%剂量递增，直到疼痛完全缓解。注意事项：整片吞服，不得掰开、咀嚼或研磨。检查前或检查后 24 小时内不宜服用。每 12 小时服用一次。②奥施康定(盐酸羟考酮控释片)，是疼痛治疗的里程碑，全球增长最快的阿片类镇痛药，每年处方超过 1400 万次，为阿片受体激动剂，作用类似吗啡，是吗啡的 2 倍，疗效更强，事半功倍，无剂量限制，镇痛作用无封顶效应。用于中度到重度疼痛，速效加长效，速效：即释部分 40 分钟起效；长效：控释部分持续起效，保证 12 小时，满足双重需要。注意事项同美施康定。③多瑞吉(芬太尼透皮贴剂)，是唯一的阿片类透皮药物，低分子量、高脂溶性兼具高水溶性、高效性、无局部刺激、与 μ-阿片受体结合产生止痛和镇痛的作用，其镇痛强度为吗啡的 75～100 倍，盐酸哌替啶的 1000 倍；用于中度以上或重度疼痛。使用方法和注意事项：粘贴时选择前胸、背部，因这些部位平坦，无毛、干净、无关节活动。粘贴前先用清水清洁皮肤，禁止使用肥皂液、75%酒精等刺激性清洗液，待皮肤干燥后，立即启封贴膜，将其平整、牢固地粘贴于皮肤，轻压 30 秒，贴膜无褶皱，无气泡。起效一般需要 6～12 小时，在此期间，医师可以采用其他即释镇痛药物；24～72 小时达到高峰，72 小时后更换贴片同时仍更换粘贴部位。

2.肺癌脑转移

肺癌是中枢神经系统转移最常见的肿瘤之一，占脑转移的 40%～60%。肺癌脑转移灶多发者占 70%，单发者仅占 14%～30%。转移灶 80%～85%位于大脑，10%～15%位于小脑，脑干仅占 2%～3%。有肺癌病史者，出现颅内高压和(或)精神神经症状，首先考虑脑转移瘤，肺癌脑转移患者自然生存期仅 1 个月。治疗方法主要有对症支持治疗、手术治疗、放射治疗及化学治疗等。

(1)肺癌脑转移的临床表现：70%左右脑转移患者有神经方面的症状和体征，主要包括头痛、呕吐、肢体活动失常、乏力、性格改变、精神异常、癫痫、视力改变、失语、共济失调等；其中头痛最为常见，有夜间和晨起加重；10%左右患者以突发脑卒中为首发症状，多为瘤内出血、肿瘤栓塞、坏死、液化等使肿瘤体积迅速增加所致。肺癌脑转移的各种表现，取决于转移灶部位及水肿的范围，有脑膜侵犯的患者会出现脑神经麻痹、颅内压增高的症状。许多患者自己对症状缺乏警惕，多因嗜睡、情绪不稳以及行动异常，被家属注意而就诊。

(2)肺癌脑转移的护理：①密切观察患者的生命体征及神志变化；注意观察有无头痛及头痛的性质；观察有无呕吐及呕吐的性质和程度，颅内高压引起的呕吐常呈喷射状，呕吐前恶心不明显，一般与饮食无关，常伴有头痛、头昏等；注意观察有无视力改变，观察双侧瞳孔是否等大和对光反射情况。若出现意识障碍、头痛加剧、呕吐频繁或抽搐等异常情况，立即报告医师，并采取抢救措施。②相关的护理措施：卧床休息，抬高床头15°～30°，呕吐剧烈时嘱患者头偏向一侧，防止窒息。饮食应清淡、易消化，保持大便通畅，两天未解大便应采取有效的通便措施。做好心理护理，保持情绪稳定，避免剧烈咳嗽和用力大便等引起颅内压增高的因素。根据医嘱正确使用脱水剂，控制输液总量，不超过2 000 mL/d。保持尿量每天不少于600 mL，以防电解质紊乱。

3.上腔静脉综合征

上腔静脉综合征是指各种原因引起上腔静脉阻塞，导致上腔静脉回流障碍，从而引起颜面部、颈部、上肢肿胀，以及上半身浅静脉曲张。有研究报道，90%的上腔静脉综合征是由胸腔内的恶性肿瘤引起的，肺癌是最常见的恶性病因，约占所有病例的70%，其中小细胞肺癌占40%，鳞癌占25%。多需采用胸片、胸部CT、胸部MRI、上腔静脉造影等检查，以初步明确疾病的性质，了解病灶与上腔静脉的关系，以及上腔静脉梗阻的程度。肺癌合并上腔静脉综合征时，经放、化学治疗和介入治疗缓解率达77%，复发率17%。1年的生存率17%，2年的生存率2%。严重的上腔静脉压迫综合征可出现呼吸困难，甚至脑水肿而致死，利用内支架置入术治疗上腔静脉压迫综合征能迅速改善患者的临床症状，效果好，不良反应少。急性症状缓解后，根据病理类型再给予放射治疗、化学治疗。

(1)临床表现：上腔静脉综合征临床综合征的出现取决于上腔静脉阻塞的快慢，当上腔静脉部分、逐渐梗阻或有良好侧支循环时，临床表现轻微；当上腔静脉完全、迅速梗阻可出现典型的症状和体征，如呼吸困难、头面肿胀、咳嗽、上肢肿胀、胸痛、吞咽困难等症状，以及颈静脉曲张、胸壁静脉曲张、面颈部水肿、发绀、颜面充血、上肢水肿等体征。

(2)上腔静脉综合征的护理：①评估，观察患者有无面部水肿，躯干及双上肢水肿和咳嗽等早期表现，如出现昏眩、头痛、吞咽困难、哮喘、端坐呼吸或呼吸困难应采取急救措施。观察患者脉搏、血压及呼吸的改变,观察动脉血气分析值,异常时立即通知医师并积极处理。②相关的护理措施:给予舒适的半卧位,抬高床头30°～45°。保持呼吸道通畅,根据医嘱吸氧,观察氧疗的效果。注意饮食,限制钠盐和液体的摄入,禁烟酒、咖啡、辛辣等刺激性食物,少食多餐以避免恶心及腹部不适感。保持情绪稳定,保持环境安静,避免噪声刺激,必要时使用镇静剂。禁用上肢静脉输液,以避免增加上腔静脉压力,引起上肢水肿加重。根据医嘱正确应用利尿剂和糖皮质激素等药物,并注意观察药物的作用与不良反应。协助患者搞好个人卫生,做好皮肤护理。早期可适当活动,注意预防血栓形成,晚期应卧床休息。

(3)上腔静脉支架置入术的护理:①术前护理,根据医嘱给予碘过敏实验,准备溶栓剂,如尿激酶30万～50万U。做好皮肤准备,告知患者相关注意事项,训练床上排便。做好手术前交班工作,认真填写转运记录表。②术后护理,术后6小时内严密观察患者生命体征,每30分钟测量1次,根据医嘱进行心电监护,观察术侧足部动脉搏动情况,观察术侧肢体皮温及末梢循环情况,发生异常,及时联系医师。观察穿刺部位有无渗血及血肿,术后穿刺部位沙袋压迫6小时,患侧肢体制动12小时,平卧24小时,1周内禁止剧烈活动。按医嘱给予抗凝治疗以防止血栓形成;注意观察头面部水肿消退情况,观察和记录第一个24小时尿量,预防心力衰竭的发生。

4.肺癌骨转移

肺癌的骨转移发生率为30%～55%,多数转移癌集中于躯干和四肢近端长骨的松质骨内。通常根据病史、年龄、性别、临床表现、肿瘤发生部位,结合影像学检查如X线摄片、CT、MRI、全身骨扫描和化验室检查结果等明确诊断。骨转移的中位生存时间为6～10个月,1年存活率为40%～50%,有效的预防病理性骨折是肺癌骨转移治疗和预后的关键。骨转移的治疗主要是为了减少并发症的发生、缓解疼痛、防止瘫痪和改善生活质量,可选用手术、放射治疗、化学治疗、双膦酸盐类药物和激素治疗以及全身对症治疗等。

(1)肺癌骨转移的临床表现:骨转移的患者出现严重的疼痛、功能障碍甚至瘫痪、高钙血症等。骨转移疼痛部位通常固定,起初为间歇性,随着病情发展成为持续性深部疼痛,这种疼痛有时被描述为邻近关节、前胸或后背、肢体的疼痛。骨转移所致的骨质破坏会导致骨折的发生,病理性骨折常发生于肢体的承重骨、肱骨和脊柱,尤其是脊柱出现压缩性骨折时,将会导致脊髓受压,患者可能有截瘫、神经根刺激痛、神经麻痹,甚至产生终末期表现,常伴有贫血,血红蛋白含量下降,红细胞计数减少,红细胞沉降率增快等。

(2)应用双膦酸盐类药物治疗的护理:双膦酸盐类药物是治疗骨转移的主要手段,能够减轻症状、控制病情,尤其配合局部放射治疗有很好的治疗效果,也是治疗骨转移高钙血症最常见的药物,可抑制骨溶解和破骨细胞重吸收,一般用药后 24～48 小时起效,止痛效果明显,可减少并发症的发生,且无明显不良反应。常用的剂量为 1～4 mg 伊班膦酸钠注射液用 0.9%氯化钠注射液或 5%葡萄糖溶液 500～750 mL 溶解,静脉缓慢滴注,时间应大于 2 小时,每月用量 2～4 mg,3 个月为 1 个疗程;连用 3 个月以上效果最佳。唑来膦酸注射液已经成为恶性肿瘤骨转移的标准一线治疗,在其他双膦酸盐治疗失败时仍可显示出一定的疗效。用法与用量:成人每次 4 mg,用 100 mL 0.9%氯化钠注射液或 5%葡萄糖注射液稀释后静脉滴注,滴注时间应不少于 15 分钟,每 3～4 周给药 1 次。

(3)肺癌骨转移的护理措施:做好心理护理,指导缓解疼痛的非药物性方法,如放松、分散注意力、冥想等,做好疼痛护理。指导患者在床上翻身和起床活动时动作要慢,可在家属及医护人员的帮助下进行;不可做剧烈运动或抬举重物,转身时不可扭头或扭腰,要连同整个身体一起转动,穿防滑鞋,走路时严防跌倒,必要时戴腰托或颈托保护受损骨质。

(4)脊柱转移患者的护理:①卧硬板床,床面要保持清洁、干燥、平整。②定时翻身以防压疮的发生,翻身时要呈直线,以“轴式”翻身法,二人动作协调,以防脊柱不稳定造成脊髓损伤。③高位颈髓患者应注意观察呼吸,保持呼吸道通畅。④留置导尿患者,嘱患者多饮水,预防泌尿系统感染。⑤因躯体神经麻痹、瘫痪,对冷热、疼痛感觉消失,用热水袋热敷时温度不超过 40 ℃,防止烫伤。

5.肺癌合并恶性积液

胸腔积液、心包积液是肺癌的常见并发症,约 25%的肺癌患者会出现胸腔积液,其中 50%以上的胸腔积液患者合并呼吸困难。临床上各种肿瘤都可以引起心包积液,以肺癌最多见,占所有心包积液的 28%～31%。肿瘤细胞在心包腔表面弥散性的广泛播散是心包积液形成的唯一机制,它可以引起心包本身分泌和重吸收心包积液的机能受到损害。通过影像学、超声、心电图、生化、细胞学、胸腔镜活检等检查可以明确胸腔、心包积液的诊断和帮助制订治疗方案。心包积液的患者预后差、生存时间短,所以治疗目的主要是减轻患者痛苦,提高生存质量。心包穿刺术是心包积液的局部治疗手段,需配合全身治疗,包括对原发灶和转移灶的治疗等。给予低盐、高蛋白食品,口服或静脉注射利尿剂。注意纠正贫血等营养不良情况,对更快地控制心包积液起重要作用。

(1)心包积液的临床表现:正常心包腔内液体量约 30 mL,作为润滑剂以减少摩擦,恶性肿瘤患者如心包内液体超过 50 mL 即考虑恶性心包积液,大部分恶性心包积液患者表现为慢性心包填塞的症状,包括气促、不能平卧、下肢及面部水肿等,体检时可发现颈静脉怒张、心动过速、心音低远、肝脏肿大、腹水等。急性心包填塞时可出现大汗淋漓、烦躁不安、血压下降等症状,进而影响呼吸、循环功能,严重者可危及生命。

(2)心包积液的护理:①评估,观察患者生命体征变化,必要时心电监护,如有异常及时通知医师,观察患者有无心悸、心律不齐、胸闷、呼吸困难等。②护理措施:嘱患者休息,取半卧位。根据医嘱合理用氧,指导患者进食高热量、高蛋白、高维生素、低盐饮食,多吃蔬菜水果,适量饮水,保持大便通畅。做好心包穿刺术准备和配合工作,给予精神安慰,并做好术后护理,注意观察引流液的颜色、性质,准确计量。做好皮肤护理和引流管护理,保证引流管固定良好,严防管道滑脱。心包内注药后嘱患者稍做活动,以使药物在心包内混匀,并观察有无不良反应,如发热、胸痛、心律不齐等。

6.肺癌合并肝肾转移

肺癌除脑转移和骨转移外,最常见的转移部位是肝脏和肾上腺。有 28%～33%肺癌患者出现肝转移,有 17%～20%的肺癌患者出现肾及肾上腺转移。通过询问病史、体格检查、超声、CT 和 MRI 检查、组织活检或穿刺来诊断是否有肝脏或其他部位的转移,以及转移的程度、范围和病理。肺癌肝转移患者中位生存期为 6 个月,肾上腺转移的患者行外科手术治疗的平均生存期为 22 个月,保守治疗的患者仅有 8.5 个月。如肺癌患者出现肝脏、肾上腺或其他部位转移时,病灶单发或局限、原发灶控制好和其他部位未发现转移、全身情况良好且能耐受手术者,可以考虑手术治疗。但出现肝脏、肾上腺或其他部位转移时,往往预示着肿瘤的全身扩散,化学治疗和放射治疗对不能手术的患者是有效的治疗手段。随着肿瘤的进展,患者的免疫功能越来越低下,改善免疫功能状态成为晚期肺癌的重要治疗手段之一。

(1)肺癌肝脏转移的临床表现:最常见的症状为肝区疼痛,为持续性胀痛,病变较晚时可出现黄疸,同时可伴有食欲缺乏、消化不良等肝功能受损表现。体格检查可有肝区叩痛,可在肋缘下触及肿大的肝脏。

肺癌肝脏转移的护理:注意休息,创造舒适、安静的环境。对疼痛患者应指导控制疼痛、分散注意力的方法,必要时遵医嘱给予止痛药物。对晚期伴有腹水、黄疸患者应卧床休息,以减少机体消耗。鼓励患者进食高蛋白、高维生素易消化饮食,如食欲减退,鼓励少量多餐,进食少者可给予静脉支持治疗。如患者伴有肝功能衰竭或肝性脑病倾向时，减少蛋白质摄入，甚至暂时禁止蛋白质饮食。认真做好皮肤护理，穿柔软舒适的衣服，保持床单干净整洁，对皮肤瘙痒者可每天温水擦浴。

(2)肺癌肾上腺转移：患者常无症状，有部分患者可出现肾区胀痛，但很少影响肾功能。

肺癌肾上腺转移的护理：做好心理护理，消除患者紧张情绪，一般患者常无明显症状，如出现胀痛，必要时遵医嘱服用止痛药物，加强定期检查。

7.肺癌其他部位转移

其他可有皮肤、皮下组织、软组织、腹腔、心脏等部位的转移，症状和体征与转移部位相关，如转至腹腔胰腺可出现持续性上腹隐痛，甚至出现黄疸；转移到心脏可出现胸闷、心悸甚至气急、晕厥、心律不齐等症状。

护理措施：根据转移的不同部位给予相应的护理措施。

(六)肺癌患者的临终关怀

临终是指由于疾病末期或意外事故而造成人体主要器官生理功能衰竭不能用现在的医疗技术治愈，死亡即将发生的过程。世界上不同国家对临终的时限尚未有统一的标准。日本对预计只能存活 2～6 个月的患者称为临终患者。美国对预计只能存活 6 个月以内的患者称为临终患者。英国将预计能存活 1 年以内的患者称为临终患者。我国将能存活 3～6 个月的患者称为临终患者。

临终关怀又称安宁照顾、善终护理、舒缓照顾。目的是帮助各种临终患者平静、安宁地度过生命的最后阶段。临终关怀是一种特殊服务，它是由多种学科合作的团队共同在为当前医疗条件下尚无治愈希望的临终患者及家属提供的一种全面的舒缓照顾，涉及生理、心理、社会、精神等各个方面，其目标在于缓解临终患者的痛苦，维护其尊严、使他们的生命质量得到提高，在充满人间温暖的氛围中安详而和平地、有尊严地走完人生的最后旅程，并使其家属的身心健康得到维护和增强。

1.临终关怀的服务对象

临终关怀的服务对象包括临终患者、患者家属。临终关怀的特点在于，医护人员在关怀临终患者的同时，也要做好临终患者家属的关怀照顾工作，特别是在患者死亡和死亡后的时期，要使家属能够加强自我护理，承受“丧失”的打击，接纳“丧失的自我”，以适应新的生活，对保护和增进家属的身心健康具有重要意义。

2.服务内容

服务内容包括：①对临终患者疼痛及其他各种症状的控制，如药物止痛、神经阻滞止痛、控制失眠、缓解便秘、皮肤护理等；②对临终患者和家属心理抚慰和精神支持；③为临终患者及其家属提供社会支持：包括发动社会各界、组织志愿者为患者提供物质帮助和精神支持；④患者死后对家属的照护。

临终关怀是由多学科成员组成，包括临终关怀医师、护士、心理治疗师、理疗师、营养师、社会工作者、志愿者（义工）、护理员、患者家属等。多学科团队的工作程式应该是当临终患者来到临终关怀医院，首先会得到医师、护士的帮助，为他消除疼痛，减轻咳嗽、缓解便秘等，对有关症状进行舒缓护理，护理员直接对他进行生活照料，心理治疗师会对他进行心理咨询和心理支持，药剂师协助医师正确用药，营养师制订有利于患者缓和的食谱，理疗师通过理疗、按摩等方法缓解其症状，还有志愿者来看望他、照顾他，和他聊天，给他读报纸、陪他看电视。这个过程中家属一直陪伴在患者的身边，也是团队中的一员。

3.实施临终关怀的方法

疼痛控制与症状的管理：临终患者疼痛治疗的基本原则包括提高患者生活质量、采用综合疗法、遵循癌痛药物治疗基本原则和全面照护等4个方面。

4.对临终患者进行心理抚慰的原则

原则包括：①采取缓和式临终心理关怀模式。对临终患者来说，生理疾病被治愈或缓解的可能性已经微乎其微，临终关怀的目的是为临终患者提供高质量的缓和性的照护，尽最大努力，帮助临终的患者从疼痛和不适症状中解脱出来，从心理和精神的不安和痛苦中解脱出来，实现生命最终发展阶段的“健康成长”。②做到无条件积极关怀。对任何的临终患者，都应无条件地予以积极的、人道的、全面的关心和爱护。应该尽自己的力量，使得临终的患者最后感受到亲情的温馨。③做到“四多”和“四少”。多鼓励、少治疗：对一名临终患者而言，治疗已经没有多少作用和意义，主要是从精神上给予鼓励。使得患者临终阶段保持一种较为饱满的情绪和精神。多倾听、少解决问题：患者会有许多躯体和心理的不适和焦虑，会唠叨不休的讲述，应耐心倾听他们的倾诉，而不急于表态允诺解决这些不可能解决的问题。多了解、少判断：应从总的方面理解患者的痛苦和不适，而不要做具体地判断。多同理心、少同情心：不是说对患者不需要同情，而是要从理性上多关怀患者，而不是单凭感情用事。

晚期肺癌对于患者和家属在精神上或机体上都是一种痛苦的折磨，我们每个医护人员通过正确的治疗和护理，尽量满足临终患者的合理要求，让他们感到生命的温暖，从而减轻身体或精神上的痛苦。维护患者的人格和尊严，提高患者生活质量，并使社会、家庭和临终患者处在一种公正合理协调的氛围中。

第四章　神经系统常见病护理

第一节　急性脊髓炎

一、定义

急性脊髓炎是指急性非特异性的局限于数个阶段的横贯性脊髓炎症。多为感染后或疫苗接种后发病。病因未明，大部分病例可能是因病毒感染或疫苗接种后引起的自身免疫反应。

二、疾病相关知识

(一)流行病学

该病可见于任何年龄，但以青壮年居多，在10～19岁和30～39岁有两个发病高峰。其年发病率在(1～4)/100万。男女发病率无明显差异，各种职业均可发病，以农民多见，全年散在发病，冬春及秋冬相交时较多。

(二)临床表现

急性起病，起病时可有低热、病变部位神经根痛，肢体麻木乏力和病变节段束带感；亦可无其他任何症状而直接发生瘫痪。大多在数小时或数天内出现受累平面以下运动障碍、感觉缺失及膀胱、直肠括约肌功能障碍，运动障碍早期为脊髓休克表现，一般持续2周后，肌张力逐渐增高，腱反射活跃，出现病理反射。

(三)治疗

(1)类固醇皮质激素。

(2)免疫球蛋白。

(3)B族维生素。

（四）康复

急性瘫痪期需保持功能位置，并对瘫痪的肢体进行按摩及被动的功能练习，改善患者的肢体血液循环，防止肢体挛缩、强直，当患者肢体功能逐渐恢复时，鼓励患者进行主动的功能运动，使其早日康复。

（五）预后

预后取决于急性脊髓炎损害程度、病变范围及并发症情况。如无严重并发症，多于 3～6 个月基本恢复。完全性截瘫 6 个月后肌电图仍为失神经改变、MRI 显示髓内广泛信号改变、病变范围累及脊髓节段多且弥漫者预后不良。合并泌尿系统感染、压疮、肺部感染者常影响恢复，遗留后遗症。急性上升性脊髓炎和高颈段脊髓炎预后差，短期内可死于呼吸循环衰竭。

三、专科评估与观察要点

(1)急性期：观察肢体运动与感觉；排便情况。

(2)用药后的观察：血管情况、胖瘦的观察。

(3)恢复期：自理能力评估、观察排便情况、肢体活动情况、视力是否有改变，是否有股骨头坏死。

(4)心理情况变化。

四、护理问题

（一）感知改变

其与感觉缺失有关。

（二）自理能力缺陷

其与肢体活动障碍，神经肌肉损伤有关。

（三）视力下降

其与视神经受累有关。

（四）疼痛

其与感觉异常有关。

（五）尿潴留

其与自主神经功能障碍有关。

（六）排便异常

其与自主神经功能障碍有关。

(七)担心预后

其与疾病长期、多次发作有关。

五、护理措施

(一)一般护理

(1)执行内科一般护理常规。

(2)患者肢体运动、感觉障碍及疼痛期间卧床休息,定时更换体位,在易受压部位加用皮肤保护贴以防皮肤受损或压疮的发生。做好患者安全评估及自理能力评估,保证患者安全。

(二)饮食指导

(1)给予高蛋白、高维生素易消化的饮食,多吃蔬菜和水果,以刺激肠蠕动,减轻腹胀和便秘。

(2)鼓励患者多饮水,每天摄水量应在 1 500 mL 以上,预防或减少泌尿系统感染。

(3)在应用糖皮质激素药物治疗期间,多食用高钾低盐食物,同时注意含钙食物的摄取及维生素 D 的补充。

(三)用药护理

(1)皮质类固醇:急性期可用大剂量甲泼尼龙短程冲击疗法,可能控制病情进展,但临床症状明显改善通常出现在 3 个月后;或用地塞米松静脉滴注,1 个月后随病情好转逐步减量停药。

(2)大剂量免疫球蛋白滴注(IVIG):近年来国内外采用 IVIG 治疗多种自身免疫病取得良好疗效,本病可试用,或在皮质类固醇治疗无效时试用,临床疗效有待系统研究评价。

(3)抗病毒药物如阿昔洛韦、泛昔洛韦及伐昔洛韦等可酌情选用,重症患者或合并细菌感染需加用抗生素。

(4)胞磷胆碱、腺苷三磷酸、B 族维生素及血管扩张剂如烟酸、地巴唑等,对促进恢复可能有益。

(5)中药治疗以清热解毒、活血通络为主。

(6)密切观察药物疗效及不良反应。应用糖皮质激素应随病情好转遵医嘱减量,注意观察有无消化道出血倾向,观察大便颜色,定期复查大便潜血。定期复查血钾,防止出现低钾血症。观察患者是否有恶心、呕吐等胃肠道刺激症状。

(四)并发症护理

1.排尿功能障碍的护理

尿潴留患者应留置导尿，定期更换尿管和尿袋，定时夹松导管以训练膀胱的舒缩功能，保持会阴部清洁，预防尿路感染。

2.躯体功能障碍的护理

协助患者生活护理，尽早进行康复训练，维持肢体正常运动功能，保持肢体功能位置，防止关节变形和肌肉萎缩。长期卧床患者应加强皮肤护理，保持床单位整洁干燥，预防压疮的发生。

3.感觉功能障碍的护理

受累平面以下忌用热水袋或其他保温用具，防止烫伤。每天用温水擦洗，以促进血液循环和感觉恢复。

(五)病情观察

(1)急性期重症患者或上升性脊髓炎患者，特别是病变损害节段达到上胸段或颈段时出现呼吸肌麻痹，呼吸肌麻痹是本病重症患者死亡的重要原因，可危及生命。严密观察患者呼吸频率、深度变化，评估患者运动和感觉障碍的平面是否上升；保持呼吸道通畅，指导患者进行有效咳痰，必要时予以吸痰。

(2)急性脊髓炎患者会出现排尿功能障碍，急性期尿潴留，无膀胱充盈感，尿意丧失，逼尿肌麻痹，自主排尿不能，呈无张力性神经源性膀胱。注意观察排尿有无异常，必要时行留置尿管，每4～6小时定时开放。当膀胱功能逐渐恢复，残余尿＜100 mL时，应拔出尿管，恢复自行排尿。

(3)观察用药后的不良反应，如消化道出血、肌无力等。

(六)健康指导

(1)疾病知识指导：指导患者及家属掌握疾病康复知识和自我护理方法，鼓励患者克服紧张焦虑的情绪，树立战胜疾病的信心。

(2)饮食指导：加强营养，多食高蛋白、高纤维素的食物，保持大便通畅。

(3)生活与康复指导：患者卧床期间应定时翻身，预防压疮；肌力开始恢复后应加强肢体功能训练，指导家属患者进行功能锻炼时给予保护，防止跌倒受伤。

(4)指导患者自我评估及监测病情，掌握自理护理方法，必要时定时复查。

第二节　脑梗死

一、定义

脑梗死是指脑部供血中断，又无充分侧支循环代偿供血时导致的脑组织缺血、缺氧性坏死和脑软化，而产生的神经系统症状群，不包括全脑性缺血和缺氧性坏死，如窒息和心跳、呼吸暂停引起的全脑病损。

二、疾病相关知识

(一)流行病

我国1986—1990年大规模人群调查显示，脑卒中发病率为109.7/10万～217/10万，患病率为719/10万～745.6/10万，病死率为116/10万～141.8/10万。男性发病率高于女性，男∶女为1.3∶1～1.7∶1。

(二)临床表现

按主要脑动脉供血分布区对应的脑功能缺失症状不同临床表现也不同。

1.颈内动脉闭塞综合征

病灶侧单眼黑矇，或病灶侧Horner征；对侧偏瘫、偏身感觉障碍和偏盲等；优势半球受累还可有失语，非优势半球受累可出现体象障碍等。尽管颈内动脉供血区的脑梗死出现意识障碍较少，但急性颈内动脉主干闭塞可产生明显的意识障碍。

2.大脑中动脉闭塞综合征

大脑中动脉闭塞综合征最为常见。

(1)主干闭塞：出现对侧中枢性面、舌瘫，偏瘫、偏身感觉障碍和同向性偏盲；可伴有不同程度的意识障碍。

(2)皮质支闭塞：上分支闭塞可出现对侧偏瘫和感觉缺失，Broca失语或体象障碍；下分支闭塞可出现Wernicke失语、命名性失语和行为障碍等，而无偏瘫。

(3)深穿支闭塞：对侧中枢性上下肢均等性偏瘫，可伴有面舌瘫；对侧偏身感觉障碍，有时可伴有对侧同向性偏盲；优势半球病变可出现皮质下失语。

3.椎基底动脉闭塞综合征

(1)主干闭塞：常引起广泛梗死，出现脑神经、锥体束损伤及小脑症状，如眩晕、共济失调、瞳孔缩小、四肢瘫痪、消化道出血、昏迷、高热等，患者常因病情危重而死亡。

（2）闭锁综合征：又称为睁眼昏迷，系双侧脑桥中下部的副侧基底部梗死。患者意识清楚，因四肢瘫痪、双侧面瘫及延髓性麻痹，故不能言语、不能进食、不能做各种运动，只能以眼球上下运动来表达自己的意愿。

（3）延髓梗死：最常见的是 Wallenberg 综合征，表现为眩晕，眼球震颤，吞咽困难，病灶侧软腭及声带麻痹，共济失调，面部痛温觉障碍，Horner 综合征，对侧偏身痛温觉障碍。

（4）基底动脉尖综合征：是椎-基底动脉供血障碍的一种特殊类型，即距基底动脉顶端 2 cm 内包括双侧大脑后动脉、小脑上动脉及基底动脉顶端呈“干”字形的 5 条血管闭塞所产生的综合征。其常由栓塞引起，梗死灶可分布于枕叶、颞叶、丘脑、脑干和小脑，出现眼部症状，意识行为异常及感觉运动障碍等症状。

（三）治疗

（1）尽早恢复脑缺血区的血液供应。

（2）防治缺血性脑水肿。

（3）加强监护和护理，预防和治疗并发症。

（4）早期给予系统化及个体化康复治疗。

（四）康复

病情平稳后，早期康复锻炼，可促进症状恢复。

（五）预后

本病的病死率约为 10%，致残率可达 50% 以上。存活者的复发率高达 40%，脑梗死复发可严重削弱患者的日常生活和社会功能，而且可明显增加病死率。

三、专科评估与观察要点

（1）病情评估：①生命体征；②偏瘫的程度；③有无抽搐症状。

（2）心理状况。

（3）自理能力。

四、护理问题

（一）躯体移动障碍

其与神经肌肉受损有关。

(二)语言沟通障碍

其与脑血管意外引起的失语,偏瘫等有关。

五、护理措施

(一)一般护理

(1)执行内科一般护理常规。

(2)急性期卧床休息,床头抬高30°,头位不宜过高,以利于脑部血液供应。卧床患者协助定时翻身,做好皮肤的护理。意识障碍患者头应偏向一侧,保持呼吸道通畅,并可遵医嘱给予氧气吸入。

(二)饮食护理

给予高蛋白、低盐、低脂、富含纤维素、清淡易消化饮食,保持大便通畅。鼓励能吞咽的患者进食,进食时应取坐位或床头摇起30°,进食后保持坐位或半坐位30~60分钟,防止食物反流;吞咽时可以采取空吞咽和吞咽食物交替进行;吞咽时头侧向健侧肩部,点头样吞咽;有吞咽困难及意识障碍者给予鼻饲流质饮食。

(三)用药护理

1.溶栓治疗

常用药物有rt-PA、尿激酶。

2.抗血小板聚集剂

常用药物有阿司匹林、氯吡格雷。阿司匹林主要不良反应为胃肠道反应,氯吡格雷较其明显减少,尤其应关注有无食欲减退、皮疹或白细胞计数减少等不良反应。

3.抗凝治疗

常用药物有肝素、低分子肝素钙和华法林。对于长期卧床特别是合并高凝状态有深静脉血栓和肺栓塞的趋势者使用低分子肝素,对于心房纤颤的患者可以用华法林。如需长期用此类药物治疗,消化性溃疡及高血压患者要慎用,且应监测凝血功能,观察有无出血倾向。

4.降纤治疗

常用药物有巴曲酶和降纤酶。降纤治疗适用于高纤维蛋白原血症患者,并应观察有无出血倾向。

5.神经保护治疗

常用药物有丁苯酞、依达拉奉等。

(四)并发症护理

1.严重脑水肿及颅内压增高

严重脑水肿及颅内压增高是急性重症脑梗死的常见并发症。降颅压治疗的常用药物有20%甘露醇、甘油果糖、呋塞米。静脉使用20%甘露醇时,应选择粗大血管,保证滴速(250 mL在15～30分钟滴完),并观察尿量及尿色,监测肾功能,如有少尿、血尿、蛋白尿提示肾衰竭;同时观察有无脱水过快引起的头痛、恶心等。甘油果糖250～500 mL静脉点滴,每天1～2次,每次应在2～6小时滴完,注意监测出入量。

2.吞咽困难及肺炎

应在患者进食前进行饮水试验评估吞咽功能,有吞咽困难者给予鼻饲流质饮食,避免发生吸入性肺炎。

3.深静脉血栓

观察有无栓子脱落导致皮肤肿胀、发红、肢体疼痛等。鼓励患者早期活动,保持良肢位,遵医嘱使用弹力袜等。

(五)病情观察

(1)脑梗死后应注意血压监测,患者血压应维持在较平时稍高的水平,血压过高(收缩压＞220 mmHg或舒张压＞120 mmHg)应用降压药物;当血压偏低时,应积极查明病因,给予相应处理,必要时采用扩容升压治疗。

(2)密切观察生命体征、意识、瞳孔、体温、肢体活动、神经功能变化和头疼、呕吐、血压下降、心率增快、呼吸不规则、意识状态改变等颅内压增高的表现,有变化及时通知医师,并做好记录。

(3)监测血糖:当患者血糖超过11.1 mmol/L时,应给予胰岛素治疗,当低于2.8 mmol/L时,应予以葡萄糖口服或注射治疗。

(六)健康指导

(1)介绍缺血性脑卒中的危险因素及预防方法,掌握康复治疗知识与自我护理方法,鼓励患者树立信心,保持心情愉快,情绪稳定,避免紧张情绪,坚持功能锻炼。

(2)患者发病24小时之后,如生命体征稳定,即可开始康复锻炼,昏迷患者给予被动运动,清醒者指导参与被动及主动运动,防止肌肉萎缩、肢体挛缩变形。

(3)指导患者进行合理饮食及规律生活:低盐低脂、富含维生素、清淡易消化饮食,改变不良的饮食及生活习惯,戒烟、限酒。养成良好的排便习惯,保持大便通畅。

(4)告知患者改变姿势时动作应缓慢,防止直立性高血压。

(5)指导患者及其家属做患肢按摩和被动运动,有语言障碍的患者应进行语言训练,过程中应避免劳累。

(6)预防复发:遵医嘱正确服用相应药物,定期门诊复查,动态了解血压、血糖、血脂变化和心脏功能情况,预防并发症和脑卒中的复发。

(7)指导患者自我评估及监测病情,定时复查。如出现肢体麻木、无力、头晕、头痛、视物模糊、语言表达困难等症状时要及时就医。

第三节　脑出血

一、定义

脑出血是指原发于脑实质内的出血,故称为自发性脑出血;高血压性小动脉硬化和破裂是本病最常见的原因,故也称作高血压性脑出血。脑淀粉样血管病、动静脉畸形、动脉瘤、血液病、凝血功能异常、脑动脉炎、药物滥用,以及肿瘤和脑梗死为其他的脑内出血原因。自发性脑出血的出血部位以壳核最多见,其次为丘脑、尾状核、大脑半球白质、脑桥、小脑和脑室等。

二、疾病相关知识

(一)流行病

脑血管病是神经系统常见病及多发病,目前已成为危害我国中老年人群人身健康和生命的主要原因,其发病率、致残率、病死率均高,是导致人类死亡的三大疾病之一。近年来我国的流行病学资料表明,脑血管疾病在人口死亡顺序中居首位。具有明显的季节性,寒冷季节发病率高,尤其是出血性脑卒中的季节性更为明显。

(二)临床表现

(1)急性起病并出现局限性神经功能缺损,一般可于数小时内达高峰。个别患者因继续出血和血肿扩大,临床症状呈进行性加重,持续时间为 6～12 小时。

(2)除小量脑出血外,大部分患者均有不同程度的意识障碍。意识障碍的程度是判断病情轻重和预后的重要指标。

(3)头痛和呕吐是脑出血最常见的症状,它可单独或合并出现。脑叶和小脑出血头痛最重,少量出血可以无头痛。头痛和呕吐同时出现是颅内压增高的指征之一。

(4)血压增高是脑出血常见的原因与伴发病。血压增高伴有心跳及脉搏缓慢,往往是颅压高的重要指征。

(5)脑出血者可出现癫痫发作,癫痫发作多为局灶性和继发性全身发作。以脑叶出血和深部出血最多见。

(三)治疗

(1)一般治疗:卧床休息 2～4 周,维持生命体征稳定,维持水电解质平衡,保持大小便通畅,预防和及时治疗压疮、泌尿道和呼吸道感染等。

(2)控制血压。

(3)控制脑水肿,降低颅内压。

(4)控制体温。

(5)控制癫痫发作。

(6)手术治疗。

(四)康复

及早康复治疗,降低致残率。

(五)预后

病情稳定,出血部位靠外,出血少者,预后较好。反之,留有后遗症。

三、专科评估与观察要点

(一)意识障碍

患者意识是否清楚,能否回答问题,回答是否正确,观察判断力,计算力是否正常,意识有无加重,及脑疝的发生迹象。

(二)语言沟通障碍

语言沟通障碍与患者沟通有困难、失语、说话困难,观察患者能否表达、保持呼吸道通畅、吸出痰液,必要时行气管切开术。

(三)偏瘫

影响活动,观察肌力、反射力的变化。

四、护理问题

(一)排尿异常

尿失禁或尿潴留与意识障碍、中枢神经紊乱有关。

(二)便秘

其与意识障碍、中枢神经紊乱、活动减少、摄入纤维不足有关。

(三)体温过高

其与脑出血吸收有关。

(四)营养失调

低于机体需要量与意识障碍,吞咽困难有关。

(五)躯体移动障碍

其与偏瘫有关。

(六)有脑疝的危险

其与颅内压增高有关。

五、护理措施

(一)一般护理

(1)执行内科一般护理常规。

(2)急性期绝对卧床休息,抬高床头 15°～30°,保持安静,限制探视,避免各种刺激,避免咳嗽和用力排便。必要时应用雾化吸入,使用助便措施帮助排便。

(3)保持呼吸道通畅,意识障碍者头偏向一侧,必要时行气管插管或切开术,遵医嘱给予氧气吸入。

(4)在发病 6 小时以内,采用亚低温治疗方法,能够减轻脑水肿,减少自由基生成,促进神经功能缺损恢复,改善预后。温度控制在 32～35 ℃,持续 48～72 小时。注意观察局部皮肤变化,防止冻伤。

(5)加强口腔、皮肤和大小便护理。协助患者定期翻身,预防压疮,必要时使用气垫床或自动减压床,翻身时注意保护头部,变换体位时动作轻柔,以免加重出血,瘫痪侧肢体置于功能位。

(6)保护患者安全,躁动时给予约束带保护性约束,加放床挡,勤巡视,勤观察,防止患者躁动时发生拔管和坠床意外。

(二)饮食护理

给予低盐、低脂、含纤维素易消化饮食,限制钠盐的摄入(＜3 g/d)保持大便通畅,禁止灌肠,发生应激性溃疡者应禁食,吞咽困难及意识障碍者给予鼻饲饮食。

(三)用药护理

(1)脱水降颅压治疗,常选用甘露醇、呋塞米、甘油果糖,静脉应用甘露醇、甘油果糖。

(2)密切观察血压变化,急性期血压较高,是由于脑出血后颅内压增高,为保证脑组织供血的代偿性反应。因此,脑出血急性期一般不应用降压药物降压。当收缩压＞180 mmHg 或舒张压＞100 mmHg 时,可给予平稳降压治疗。并密切观察血压变化。

(3)蛛网膜下腔出血应用抗纤溶药物时,注意有无脑缺血性病变的表现,抗纤溶药物常与尼莫地平联合应用,观察有无皮肤发红、多汗、心动过速或过缓、胃肠不适等不良反应。

(4)纠正凝血异常:对于严重凝血因子缺乏或严重血小板计数减少的患者,推荐给予补充凝血因子和血小板,密切观察输注过程中的反应。

(四)并发症护理

(1)消化道出血:应密切观察患者有无呕吐、呕吐物的颜色,以尽早发现消化道出血情况,注意患者进食温度及软硬度以减少胃肠道的刺激,遵医嘱应用止血剂或质子泵抑制剂。

(2)中枢性高热:应采取头部置冰袋或冰帽等物理降温措施。

(3)脑疝:密切观察脑疝的早期征象,立即给予吸氧,建立静脉通路,遵医嘱给予甘露醇或呋塞米治疗,保持气道通畅,备好气管切开包、脑室外穿刺引流包、呼吸机和抢救药品等。

(4)脑出血急性期容易发生呼吸道和泌尿系统的感染,早期识别吞咽困难和误吸,对吸入性肺炎作用显著。患者平卧位时头偏向一侧,防止舌后坠和分泌物阻塞呼吸道。应经常变换体位,定时翻身拍背,加强康复活动。尿路感染主要继发于尿失禁或尿潴留留置尿管的患者,应做好会阴部护理。

(五)病情观察

(1)密切观察患者瞳孔、意识、体温、呼吸、血压变化,观察有无再出血的表现。

(2)当患者出现剧烈头痛、喷射性呕吐、烦躁不安、血压升高、脉搏减慢、意识障碍进行性加重、双侧瞳孔不等大、呼吸不规律等脑疝先兆时，及时通知医师。一侧瞳孔散大常提示同侧脑疝；双侧瞳孔缩小提示脑干受损；双侧瞳孔散大、各种反射消失，提示病情进一步恶化。

(3)注意观察肢体、意识及神经功能的变化，注意用药后症状是否缓解，以便调整用量和用药间隔，并观察尿量及电解质情况，记录 24 小时出入量及每小时尿量。

(六)健康指导

(1)疾病知识和康复指导：了解本病的基本病因、主要危险因素和危害，告知本病的早期症状和就诊时机，掌握本病的康复治疗与自我护理。

(2)避免诱因：指导患者保持情绪稳定和心态平和避免情绪激动，去除不安、恐惧、愤怒、忧郁等不良心理，建立健康的生活方式，如坚持做保健操、慢散步、打太极等，保证充足的睡眠和适当运动，避免体力和脑力的过度劳累，保持大便通畅，避免用力排便，忌烟酒。

(3)控制高血压，遵医嘱正确服用降压药，保持血压稳定，如出现头痛、呕吐、肢体麻木无力、进食困难、饮水呛咳等症状时及时就医。服药期间注意有无肝肾功能的异常。

(4)进食高热量、高蛋白、富含纤维素、维生素丰富、低脂肪、低胆固醇饮食，少食动物内脏、腌制品，限制烟酒、浓茶。

(5)指导家属协助患者进行瘫痪肢体的康复锻炼，尽量做到日常生活自理，康复训练时注意克服急于求成的心理，做到循序渐进，持之以恒。

(6)指导患者自我评估及监测病情，定时复查血压、血糖、血脂、血常规等项目。

(7)恢复期不宜从事体力劳动，女性患者 1～2 年避免妊娠。

第五章　泌尿系统常见病护理

第一节　尿潴留

尿潴留是指尿液潴留在膀胱内不能排出，常常由排尿困难发展到一定程度引起。尿潴留分为急性与慢性两种。急性尿潴留发病突然，十分痛苦，是一种常见急症，需及时处理；慢性尿潴留起病缓慢，病程较长，下腹部可触及充满尿液的膀胱，但患者却无明显痛苦。

一、病因

引起尿潴留的病因很多，可分为机械性梗阻和动力性梗阻两类，其中以机械性梗阻病变最多见。

(一)机械性梗阻

任何导致膀胱颈部及尿路梗阻的病变，例如良性前列腺增生、前列腺肿瘤、膀胱颈挛缩、膀胱颈部肿瘤；先天性后尿道瓣膜及各种原因引起的尿道损伤、尿道狭窄、异物、肿瘤和尿道结石均可引起尿潴留；此外，处女膜闭锁的阴道积血、盆腔肿瘤、妊娠的子宫等也可引起尿潴留。

(二)动力性梗阻

动力性梗阻是指膀胱、尿道无器质性梗阻病变，尿潴留系排尿动力障碍所致。中枢和周围神经系统病变是最常见的病因，如脊髓或马尾损伤、肿瘤、糖尿病等造成神经源性膀胱功能障碍继而引起尿潴留。妇科盆腔根治性手术损伤副交感神经分支、肛管直肠手术及腰椎麻醉术后均可能出现排尿困难，引起尿潴留。此外，各种松弛平滑肌的药物如阿托品、山莨菪碱等，偶尔亦可导致排尿困难引起尿潴留；高热、昏迷、低血钾后不习惯卧床排尿者亦会出现尿潴留。

二、临床表现

尿潴留患者体检时耻骨上区常可见到半球形膨隆，用手按压有明显尿意，叩诊为浊音。

(一)急性尿潴留

发病突然，膀胱胀满但滴不出尿，胀痛难忍，辗转不安，有时从尿道溢出部分尿液，但不能减轻下腹疼痛。

(二)慢性尿潴留

起病缓慢，膀胱内尿液长期不能完全排空，有残余尿存留，多表现为排尿不畅、尿频，常有排尿不尽感，有时出现尿失禁现象，因此慢性尿潴留患者多以充盈性尿失禁就诊。

三、诊断要点

根据病史及典型的临床表现，尿潴留诊断并不困难。超声检查可以明确诊断。

尿潴留应与无尿鉴别，无尿是指肾衰竭或上尿路完全梗阻，膀胱内空虚无尿，两者含义不同，不能混淆。

四、治疗原则

(一)急性尿潴留

1.非手术治疗

(1)病因处理：及时解除病因，对症处理，恢复排尿。

(2)诱导、药物或导尿：对术后动力性梗阻引起的尿潴留可采用诱导排尿、针灸、穴位注射新斯的明或病情允许下改变排尿姿势。如病因不明或梗阻一时难以解除，急诊处理可行导尿术，然后做进一步检查明确病因并进行治疗。

2.手术治疗

梗阻病因不能解除时，可行膀胱造瘘术，长期引流尿液。

急性尿潴留放置导尿管或膀胱穿刺造瘘引流尿液时，应间歇缓慢地放出尿液，避免快速排空膀胱，一次放尿量不可超过 1 000 mL，以免内压骤然降低而引起膀胱内大量出血。

(二)慢性尿潴留

若为机械性梗阻引起的尿潴留，有上尿路扩张肾积水、肾功能损害者，应先引出膀胱内尿液，待肾积水缓解、肾功能改善后，针对病因择期手术或采取其他方法治疗。若为动力性梗阻引起的尿潴留，多数患者需间歇清洁自我导尿，如自我导尿困难或上尿路积水严重者，可做耻骨上膀胱造瘘术或者其他尿流改道术。

五、临床护理

(一)护理诊断/问题

1.焦虑

其与患者对手术的惧怕、担心预后及住院费用高有关。

2.睡眠型态紊乱

其与尿潴留、尿路梗阻有关。

3.排尿型态改变

其与留置尿管有关。

4.舒适的改变

其与手术后卧床、留置尿管及手术创伤有关。

5.活动无耐力

其与手术创伤所致乏力有关。

6.疼痛

其与尿路梗阻、手术创伤有关。

7.营养失调

其与术后食欲下降、机体摄入不足或丢失过多有关。

8.有皮肤完整性受损的危险

其与年龄及卧床有关。

9.部分自理能力缺陷

其与留置尿管有关。

10.知识缺乏

患者缺乏疾病、手术及麻醉的相关知识。

11.潜在并发症

潜在并发症为膀胱出血。

(二)护理目标

(1)患者情绪平稳、心理状态稳定、焦虑程度减轻，配合各项检查、治疗及护理。

(2)患者安静入睡，保证充足的睡眠时间。

(3)患者可以适应留置尿管,并且留置尿管能保持有效引流。

(4)患者主诉不适感减轻或消失,得到较好休息。

(5)患者能改善自身的活动状况,活动耐力增加,可以逐步增加活动量达到特定的活动水平。

(6)患者主诉疼痛症状减轻或消失。

(7)患者食欲恢复、无明显体重下降,营养摄入量能满足日常活动和机体代谢的需要。

(8)患者受压部位皮肤完整,无压红及压疮,四肢末梢温暖。

(9)患者合理的生活需要得到协助或完成。

(10)患者对疾病和治疗的认识提高,充分了解疾病的相关知识及相关治疗配合要点。

(11)术后未发生相关并发症,或并发症发生后能得到及时治疗与处理,术后恢复顺利。

(三)护理措施

1.术前护理措施

(1)心理护理:充分了解患者的心理及身体情况,针对产生焦虑、恐惧及情绪不稳等心理反应的原因,给予正确的引导,向患者及家属详细讲解手术的必要性,消除其恐惧情绪,并积极配合治疗。选用盐酸坦索罗辛、非那雄胺等药物治疗时,向患者说明药物的用法、用量及用药注意事项。

(2)观察患者排尿情况:有尿潴留时及时留置尿管或耻骨上膀胱造瘘。观察患者尿液颜色、性状及排尿量,有血尿必要时可行持续膀胱冲洗,并及时通知医师。

2.术前常规准备

(1)协助完善相关术前检查:如心电图、X 线片、B 超、CT、MRI、出凝血试验等。

(2)预防尿潴留:忌辛辣刺激性饮食,如烟酒及咖啡,预防感冒和便秘。

(3)抗生素的选择:术前行抗生素皮试,术晨遵医嘱带入术中用药。

(4)饮食指导:术前进食易消化、高营养的食物,维持体液平衡和内环境稳定,有效改善患者的营养状况,提高对手术的耐受力。术前禁食 8 小时,禁饮 4 小时。

(5)术前健康教育:指导患者提前练习床上排尿排便,自行调整卧位和床上翻身的方法。督促患者活动与休息相结合,减少明显的体力消耗,术前睡眠不佳者可遵医嘱适当给予安眠药物，术晨需取下活动义齿、金属饰品及其他贵重物品。

(6)术前协助患者沐浴或清洁会阴部，做好手术区域皮肤准备，术晨更换清洁病员服。

(7)术晨与手术室人员进行患者相关信息的核对后，做好交接将患者送入手术室。

3.术后护理措施

(1)外科术后护理常规。①全麻术后护理常规：了解手术和麻醉方式、术中情况、了解切口部位及敷料包扎情况、了解皮肤及末梢循环情况、了解感知觉的恢复情况和四肢活动度、判断手术创伤对机体的影响，持续低流量吸氧，严密监测生命体征，床挡保护防坠床。②管道观察及护理：留置针妥善固定且输液通畅，注意观察穿刺部位皮肤情况，常规留置尿管护理，如拔管应注意关注患者排尿情况。③基础护理：做好口腔护理、会阴护理、皮肤护理、定时翻身，协助患者清洁、取舒适卧位等工作。

(2)饮食护理：术后 6 小时内禁食水；6 小时排气后可开始饮水，饮水后无恶心、呕吐等不适症状，则可改为普食。

(3)体位与活动。①全麻清醒前：去枕平卧位，头偏向一侧。②全麻清醒后手术当天：低半卧位，可床上轻微活动。③术后第 1 天：床上自由活动，半卧位为主。

(4)缓解疼痛：了解患者疼痛的部位、程度、诱因等，遵医嘱给予止痛药物。

(5)并发症预防：避免膀胱出血，注意一次放尿量不可超过 1 000 mL，以免引起膀胱出血。

4.健康教育

(1)患者应注意不可一次摄入水分过多，防止诱发尿潴留；但也不可摄入水分过少，否则可能加重尿路结石、尿路感染等并发症。

(2)教会患者明确并注意避免尿潴留的诱因，对于药物引起的尿潴留，告知患者今后应禁用或慎用这类药物；对于前列腺增生引起的尿潴留者，戒烟、戒酒，不可久坐不可过劳，防止便秘和憋尿等。

(3)教会患者及家属诱导排尿的方法，如听流水声、热敷下腹部，但嘱患者诱导排尿无效时应立即导尿，不可憋尿过久。

(4)长期留置尿管者应定期更换尿管，更换时注意避免污染。教会患者观察尿液的颜色及性质，如发现尿液混浊、有异味或发热等全身症状时应及时就诊。

(5)定期随访,积极治疗引起尿潴留的原发病,避免疾病进展引起的肾功能损害等严重后果。

第二节　肾小球疾病

一、急性肾小球肾炎

(一)定义

急性肾小球肾炎,是以血尿、蛋白尿、高血压、水肿、少尿及肾功能损伤为主要临床表现的一组临床综合征。

(二)疾病相关知识

1.流行病学特征

本病发生于世界各地。发达国家发病率已逐渐降低,但在生活及工作环境等卫生条件较差的国家发病情况未见好转。我国北方患者约90%以上发生于呼吸道链球菌感染之后,春、冬季多见;南方不少患者发生于脓疱病之后,多见于夏季。

2.临床表现

本病的临床表现轻重不一,轻型可为亚临床型,临床症状不明显,重者可为急性肾衰竭,严重程度差别很大。典型症状为前驱感染后经1～3周无症状潜伏期而急性起病,表现为急性肾炎综合征,主要有血尿、蛋白尿、水肿、少尿、高血压及肾功能损伤。

(1)血尿:常为起病的第1个症状,几乎所有患者均有血尿,40%为肉眼血尿。尿色呈均匀棕色、混浊或呈洗肉水样,但无血凝块,酸性尿中可呈棕褐色,持续1～2周,镜下血尿可持续1～6个月,少数病例可持续半年或更久,但绝大多数均痊愈。

(2)蛋白尿:几乎全部患者均有程度不同的蛋白尿,但多数低于3 g/d,少数超过3.5 g/d,常为非选择性蛋白尿,部分患者就诊时尿蛋白已转至微量。

(3)水肿:常为起病早期症状,轻者为晨起眼睑水肿,呈所谓“肾炎面容”,严重时可延及全身,少数可出现肾病综合征,若水肿持续发展,常提示预后不良。

(4)高血压:70%~80%患者出现高血压,多为轻、中度的血压增高,偶可见严重的高血压。一般恢复较迅速,高血压与水肿的程度常平行一致并且随利尿消肿而恢复正常。若血压持续升高 2 周以上且无下降趋势者,表明肾脏病变较严重。

(5)少尿:多数患者起病时尿量减少(<500 mL/d),且伴一过性氮质血症,2 周后尿量渐增,肾功能恢复。

(6)肾功能减退:极少数由少尿发展成无尿,尿素氮及血肌酐轻度升高,若尿素氮 21.4 mmol/L(60 mg/L),肌酐≥352 μmol/L(4.0 mg/L),应警惕发生急性肾衰竭。

(7)全身表现:患者常有疲乏、厌食、恶心、呕吐、头晕、头痛,偶与风湿热并存。最轻的亚临床型患者,仅出现镜下血尿,甚或尿检也正常,仅血 C3 呈规律性改变,急性期明显下降,6~8 周恢复,肾活检有典型病理改变。

3.治疗

(1)适当休息与活动、控制饮食。

(2)药物治疗。

(3)透析治疗。

4.康复

(1)主动与医师配合并按医嘱用药。

(2)心情开朗乐观,避免发怒或忧郁,预防感冒,据天气变化随时增减衣服。

(3)建立病案卡,定期复查。

5.预后

本病轻型儿童患者多预后良好,成年人预后较差但总体预后较好,老年人预后不好,常合并肾病综合征、高血压及肾功能损害。但如能给予恰当、及时治疗,则几乎全部患者均能自愈存活。

(三)专科评估与观察要点

(1)水肿:面部、眼周水肿及双下肢水肿情况。

(2)血尿:约 40%呈肉眼血尿。

(3)记录出入量,监测脉搏、血压、呼吸、体重。

(4)对疾病的了解程度。

(5)治疗效果:控制感染、对症治疗、改善肾功能。

(四)护理问题

1.体液过多

其与肾小球滤过率降低、水钠潴留增多、蛋白丢失过多有关。

2.有皮肤完整性受损的危险

其与皮肤水肿、营养不良有关。

(五)护理措施

1.体液过多的护理

(1)饮食护理:急性期应严格限制钠盐的摄入,以减轻水肿和心脏负担。一般每天盐的摄入量应低于 3 g。病情好转,水肿消退、血压下降后,可由低盐饮食逐渐转为正常饮食。此外,还应注意控制水和钾的摄入,尤其是尿量明显减少者。另外,应根据肾功能调整蛋白质的摄入量,同时给予足够的热量和维生素。

(2)休息:急性期患者应绝对卧床休息,症状比较明显者需卧床休息 4～6 周,待水肿消退、肉眼血尿消失、血压恢复正常后,方可逐步增加活动量。病情稳定后可从事一些轻体力活动,但 1～2 年应避免重体力活动和劳累。

(3)病情观察:记录 24 小时出入量,监测尿量变化,定期测体重,监测生命体征,尤其血压。

(4)用药护理:注意观察利尿剂的疗效和不良反应。

2.有皮肤完整性受损的危险的护理

(1)皮肤护理:水肿较重的患者应注意衣着柔软、宽松,保持皮肤清洁,清洗时勿过分用力,避免损伤皮肤,水肿患者肌内注射时,应将水肿皮肤推向一侧后进针,拔针后按压时间长些,防止发生感染,严重水肿者应避免肌内注射,可采用静脉途径保证药物准确及时输入。

(2)皮肤观察:观察皮肤有无红肿、破损和化脓等情况发生。

3.健康指导

(1)日常活动,急性期绝对卧床休息,痊愈后可适度参加体育活动,但应注意避免劳累。

(2)预防感冒,注意保暖,加强个人卫生,如发生呼吸道感染及时就医治疗。

(3)若有反复的扁桃体炎,可以考虑行扁桃体摘除术,有利于疾病的治愈及复发。避免使用肾毒性药物。

(4)做好自我监测,定期随访,观察血尿、蛋白尿的变化。

二、慢性肾小球肾炎

(一)定义

慢性肾小球肾炎简称慢性肾炎，是由多种不同病因、不同病理类型组成的以血尿、蛋白尿、高血压、水肿为临床表现的一组原发性肾小球疾病。

(二)疾病相关知识

1.流行病学特征

慢性肾小球肾炎可发生于任何年龄，但以青、中年男性为主。

2.临床表现

慢性肾炎是病因多样，病理形态不同，而临床表现相似的一组肾小球疾病，它们共同的表现是水肿、高血压和尿液异常改变。

(1)水肿：在整个疾病的过程中，大多数患者会出现不同程度的水肿。水肿程度可轻可重，轻者仅早晨起床后发现眼眶周围、面部肿胀或午后双下肢踝部出现水肿。严重的患者，可出现全身水肿。然而也有极少数患者，在整个病程中始终不出现水肿，往往容易被忽视。

(2)高血压：多数患者可有不同程度的高血压，部分患者以高血压为突出表现，并以舒张压升高(高于 12.7 kPa)为特点，轻者仅 18.7～21.3/12.7～13.3 kPa，严重者甚至可以超过 26.7/14.7 kPa。

(3)尿液异常改变：尿液异常几乎是慢性肾炎患者必有的现象，包括尿量变化和镜检的异常。有水肿的患者会出现尿量减少，且水肿程度越重，尿量减少越明显，无水肿患者尿量多数正常。

3.治疗

(1)饮食调整。

(2)药物治疗。

4.康复

(1)主动与医师配合并按医嘱用药。

(2)指导患者根据自己的病情选择合适的食物和量，避免加重肾损害的因素，如预防感染，避免预防接种、妊娠和应用肾毒性药物等。

(3)建立病案卡，定期复查。

5.预后

慢性肾小球肾炎病情迁延，最终可发展至慢性肾衰竭。其中，长期大量蛋白尿、伴高血压或肾功能已受损者预后较差。

(三)专科评估与观察要点

(1)严密观察血压变化,防止因血压进行性增加而加重病情。

(2)血尿、蛋白尿的变化。

(3)肾衰竭表现:头晕、嗜睡、食欲缺乏、恶心、呕吐、尿量异常等。

(4)注意观察有无感染的发生。

(四)护理问题

1.体液过多

其与肾小球滤过率下降导致水钠潴留等因素有关。

2.营养失调

低于机体需要量与低蛋白饮食,长期蛋白尿致蛋白丢失过多有关。

3.焦虑

其与疾病的反复发作、预后不良有关。

4.潜在并发症

潜在并发症为慢性肾衰竭。

(五)护理措施

1.体液过多的护理

(1)休息:严重水肿患者应卧床休息,下肢水肿者,可抬高下肢,阴囊水肿者可用吊带托起。水肿减轻后可下床活动,但应避免劳累。

(2)饮食护理。①钠盐:每天以 2～3 g 为宜。②液体:入量视水肿程度及尿量而定。若每天尿量达 1 000 mL 以上,一般不需严格限水,若每天尿量<500 mL或严重水肿者需限制水的摄入,重者应量出为入,每天液体入量不应超过前一天 24 小时尿量加上不显性失水量。③蛋白质:低蛋白血症所致水肿者,若无氮质潴留,可给予 1.0 g/(kg・d)的优质蛋白质,若有氮质血症,应限制蛋白质摄入,一般给予 0.6～0.8 g/(kg・d)的优质蛋白质。④热量:每天摄入的热量不应低于 126 kJ/(kg・d)。⑤补充各种维生素。

(3)病情观察:记录 24 小时出入量,监测尿量变化,定期测体重,观察体重的消长情况,监测生命体征,尤其是血压。

(4)用药护理:遵医嘱使用利尿剂,观察药物的疗效及不良反应。

2.营养失调的护理

(1)饮食护理:同水肿饮食护理。

(2)静脉补充营养素:如必需氨基酸。

(3)营养监测:观察监测饮食情况,评估膳食中营养成分结构是否合适,总热量是否足够。观察口唇、指甲和皮肤色泽有无苍白,定期监测体重、上臂围、血红蛋白浓度和血清清蛋白浓度。

3.焦虑的护理

(1)做好入院宣教和疾病相关知识宣教。

(2)指导患者掌握自我心理调整的方法,同病友谈心、散步、听音乐等。

4.健康指导

(1)环境:保持清洁舒适的环境,温湿度适宜,预防感冒,避免交叉感染。

(2)饮食指导:坚持合理饮食,根据病情采取优质低蛋白,高维生素、高热量饮食,钠盐酌情而定,限制各种刺激性食物。少尿时应限制含钾食物,如白菜、香蕉等。

(3)日常活动:指导患者生活规律,保持心情愉快,避免劳累、受凉、感冒。有明显高血压,水肿或短期内肾功能减退者应卧床休息。

(4)自我监测与随访:定期检查肾功能、血压、水肿等的变化。

第三节　肾病综合征

一、定义

肾病综合征(nephrotic syndrome,NS)是指由各种肾脏疾病所致的,以大量蛋白尿(尿蛋白>3.5 g/d)、低蛋白血症(血浆清蛋白<30 g/L)、水肿、高脂血症为临床表现的一组综合征。

二、疾病相关知识

(一)流行病学特征

本病儿童较为常见,国外报道 16 岁以下人口年发生率约为 1/5 万,累积发生率为 8/5 万,中国各地区协作调查统计显示原发性肾病综合征约占儿科泌尿系统住院患者的 21%和 31%,其中病程 1 年内的初发者占 58.9%说明每年有相当多的新发病例,是儿科最常见的肾脏疾病之一,且因本病住院的人数有逐年增加的趋势。

(二)临床表现

原发性肾病综合征的发病年龄、起病缓急与病理类型有关。

1.大量蛋白尿

典型病例可有大量选择性蛋白尿(尿蛋白>3.5 g/d),是肾病综合征的标志。

2.低蛋白血症

血浆清蛋白<30 g/L,主要为大量清蛋白自尿中丢失所致。

3.水肿

水肿是肾病综合征最突出的体征,其发生与低蛋白所致血浆胶体渗透压明显下降有关。

4.高脂血症

肾病综合征常伴有高脂血症,其中以高胆固醇血症最为常见。

5.并发症

并发症为感染、血栓、栓塞、急性肾衰竭等。

(三)治疗

(1)饮食控制:适当休息与活动。

(2)药物治疗:如利尿剂、糖皮质激素、细胞毒药物的使用。

(3)并发症的防治。

(四)康复

(1)主动与医师配合并按医嘱用药。

(2)预防感染,避免受凉、感冒,注意个人卫生。

(3)告诉患者不可擅自减量或停用激素,以免引起疾病复发。

(4)建立病案卡,定期复查。

(五)预后

肾病综合征的预后取决于肾小球疾病的病理类型、有无并发症、是否复发及用药的疗效。一般而言,局灶性节段性肾小球硬化、系膜毛细血管性肾炎、重度系膜增生性肾炎预后差。

三、专科评估与观察要点

(1)观察患者血浆蛋白,尿蛋白的指标。

(2)水肿的程度、尿量和体重的变化。

(3)体温、血常规是否在正常值范围内。

(4)是否有自我防护意识(预防感染的意识)。

(5)有无血栓形成的表现,下肢皮肤颜色及温度。

(6)皮肤完整性。

(7)治疗效果,消除蛋白尿及水肿,预防并发症发生。

四、护理问题

(一)体液过多

其与低蛋白血症致血浆胶体渗透压下降等有关。

(二)营养失调

低于机体需要量与大量蛋白尿、摄入减少及吸收障碍有关。

(三)有感染的危险

其与机体抵抗力下降、应用激素和(或)免疫抑制剂有关。

(四)有皮肤完整性受损的危险

其与水肿、营养不良有关。

(五)自我形象紊乱

其与服用激素及免疫抑制剂导致体形改变及脱发有关。

五、护理措施

(一)体液过多的护理

1.休息

严重水肿患者应卧床休息,下肢水肿者,可抬高下肢,阴囊水肿者可用吊带托起。水肿减轻后可下床活动,但应避免劳累。

2.饮食护理

饮食护理具体包括以下内容。①钠盐:每天以 2～3 g 为宜。②液体:入量视水肿程度及尿量而定。若每天尿量达 1 000 mL 以上,一般不需严格限水,若每天尿量<500 mL 或严重水肿者需限制水的摄入,重者应量出为入,每天液体入量不应超过前一天 24 小时尿量加上不显性失水量。③蛋白质:低蛋白血症所致水肿者,若无氮质潴留,可给予 1.0 g/(kg·d)的优质蛋白质,若有氮质血症,应限制蛋白质摄入,一般给予 0.6～0.8 g/(kg·d)的优质蛋白质。④热量:每天摄入的热量不应低于 126 kJ/(kg·d)。⑤补充各种维生素。

3.病情观察

记录 24 小时出入量,监测尿量变化,定期测体重,观察体重的消长情况,监测生命体征，尤其是血压。

4.用药护理

遵医嘱使用利尿剂，观察药物的疗效及不良反应。

(二)营养失调的护理

1.饮食护理

一般给予正常量的优质蛋白质，但当肾功能不全时，应根据内生肌酐清除率调整蛋白质的摄入量；供给足够的热量，每公斤体重不少于126～147 kJ/d(30～35 kcal/d)；少食富含饱和脂肪酸的动物脂肪，并增加富含可溶性纤维素的食物，以控制高脂血症；注意维生素的补充；给予低盐饮食以减轻水肿。

2.营养监测

记录进食情况，评估饮食结构是否合理，热量是否充足。定期测量血浆清蛋白、血红蛋白等指标，评估机体的营养状态。

(三)有感染危险的护理

1.预防感染

保持环境清洁，尽量减少探视，限制上呼吸道感染者探访，协助患者加强全身皮肤、口腔黏膜和会阴部护理，加强营养和休息，增强抵抗力。

2.病情观察

监测生命体征，注意体温有无升高；观察有无咳嗽、咳痰，肺部干、湿啰音，尿路刺激征，皮肤红肿等感染征象。

(四)有皮肤完整性受损的危险的护理

1.皮肤护理

水肿较重的患者应注意衣着柔软、宽松。保持皮肤清洁，清洗时勿过分用力，避免损伤皮肤，水肿患者肌内注射时，应将水肿皮肤推向一侧后进针，拔针后按压时间长些，防止发生感染，严重水肿者应避免肌内注射，可采用静脉途径保证药物准确及时输入。

2.皮肤观察

观察皮肤有无红肿、破损和化脓等情况发生。

(五)自我形象紊乱的护理

(1)用药指导：讲解肾上腺糖皮质激素及细胞毒药物应用的重要性，必须严格执行医嘱，不可自行减量或停用。

(2)告知患者因药物造成的形象改变，不必担心，一般无须治疗，停药后可消失，数月可恢复正常。

（六）健康指导

1.休息与活动

病情较重、严重水肿者应卧床休息。一般情况好转后，可起床活动。如活动后尿蛋白增加，则减少活动量。

2.饮食指导

病情重者给予易消化、清淡、半流质饮食。饮食应保证足够热量及维生素的摄入。水肿严重者限制钠盐（<3 g/d）的摄入，根据尿量变化决定水分摄入（量出为入）。给予低蛋白[1.0 g/（d・kg）]）及低脂饮食（限动物内脏、肥肉及富含脂肪的食物）。

3.预防感染

保持居室空气新鲜，不到人群密集的场所，保持皮肤清洁，避免受凉、感冒，有感染及时就诊。

4.自我监测与随访

定期复查尿常规、肝肾功能，24 小时尿蛋白定量。

5.心理卫生

注意劳逸结合，增强机体免疫力，注意锻炼身体。

6.用药指导

告诉患者不可擅自减量或停用激素，介绍各类药物的使用方法、使用时注意事项以及可能的不良反应。①肾上腺糖皮质激素治疗的护理：肾上腺糖皮质激素治疗时，其不良反应有库欣综合征、高血压、尿糖、骨质疏松、易感染等，一般无须治疗，停药后可消失，数月可恢复正常。用药期间要密切观察病情变化，防止感染及自发性骨折发生。病情好转后，可改为隔天晨起顿服疗法。隔日顿服可大大减轻其对体内自身皮质醇分泌的抑制作用。②免疫抑制剂治疗的护理：频繁复发或病情反复者，激素依赖者，激素耐药者，激素治疗有严重不良反应者，可联合使用免疫抑制剂治疗。常用环磷酰胺，该药不良反应有骨髓抑制、肝功能损害、脱发、胃肠反应、出血性膀胱炎以及性腺损害等，所以药物冲击时，鼓励患者多饮水，同时观察尿量、尿色的变化。每周复查白细胞和血小板 1～2 次，当白细胞计数低于 4×10^9/L、血小板计数低于 50×10^9/L 时应停止用药，待回升后再继续用药。

第四节　慢性肾衰竭

一、定义

慢性肾衰竭(chronic renal failure,CRF)是指各种原发性或继发性慢性肾脏病随着病情的进展,缓慢出现的肾功能减退直至衰竭,而引起的一系列症状或代谢紊乱的临床综合征。

二、疾病相关知识

(一)流行病学特征

种族差异显著,美国黑人慢性肾脏病患病率及尿毒症发病率显著高于白人,其原因可能是黑人中慢性肾脏病危险因素的患病率、严重程度和黑人对这些危险因素的易感性均高于白人。各国慢性肾脏病主要危险因素相同,各国研究都发现高血压、糖尿病、肥胖等代谢相关因素及年龄增长、经济地位低等社会经济因素是慢性肾脏病发生的主要危险因素。

(二)临床表现

1.水电解质和酸碱平衡失调

该病可出现高钾或低钾血症、高钠或低钠血症、水肿或脱水、低钙血症、高磷血症、代谢性酸中毒等。

2.各系统症状

(1)心血管系统和呼吸系统表现。①高血压:有少数患者可发生恶性高血压。②心力衰竭:是常见死亡原因。临床表现与一般心力衰竭相同。有部分病例症状很不典型,仅表现为尿量突然减少或水肿加重。③心包炎:多为透析相关性。由尿毒症毒素引起。临床表现与一般心包炎相同,心包积液多为血性。④动脉粥样硬化:患者常有高脂血症及轻度胆固醇升高,其动脉粥样硬化发展迅速,为主要死亡原因之一。⑤呼吸系统症状:可出现尿毒症性支气管炎、肺炎、胸膜炎等表现。若发生酸中毒,可表现为深而长的呼吸。

(2)血液系统表现。①贫血:几乎所有患者均有贫血,且多为正细胞、正色素性贫血。②出血倾向:常表现为皮下出血、鼻出血、月经过多、外伤后严重出血、消化道出血等。③白细胞异常:部分患者可有白细胞计数减少,中性粒细胞趋化、吞噬和杀菌的能力减弱，因而易发生感染，透析后可改善。

(3)神经、肌肉系统症状：疲乏、失眠、注意力不集中是慢性肾衰的早期症状之一，其后会出现性格改变、抑郁、记忆力减退、判断错误，并可有神经肌肉兴奋性增加，尿毒症时常有精神异常、对外界反应淡漠、谵妄、惊厥、幻觉、昏迷等。

(4)胃肠道表现：食欲缺乏是常见的最早期症状。此外，恶心、呕吐、腹胀、腹泻、舌和口腔黏膜溃疡也常见，晚期患者呼气中可有尿味。

(5)皮肤症状：皮肤瘙痒是常见症状，尿毒症患者面部肤色常较深并萎黄，有轻度水肿感，称为尿毒症面容。

(6)肾性骨营养不良症：包括纤维性骨炎、肾性骨软化症、骨质疏松症和肾性骨硬化症。

(7)内分泌失调：肾衰时可出现多种内分泌功能紊乱。如空腹血胰岛素、肾素、泌乳素及促胃液素水平升高，促甲状腺素、睾丸素及皮质醇偏低，甲状腺和性腺功能低下，生长发育障碍。

(8)感染：尿毒症常见的感染是肺部感染和尿路感染，为主要死亡原因之一。

(9)代谢失调及其他：①体温过低基础代谢率常下降，患者体温常低于正常人 1 ℃。②碳水化合物代谢异常，慢性肾衰时原有的糖尿病胰岛素量会减少，因胰岛素降解减少。③高尿酸血症，其升高速度比肌酐和尿素氮慢。④脂代谢异常。

(三)治疗

(1)药物治疗。

(2)饮食治疗。

(3)替代治疗或肾移植。

(四)康复

(1)主动与医师配合并按医嘱用药。

(2)指导家属参与患者的护理，给患者以情感支持，教会患者选择适合自己病情的食物品种及数量，指导患者进行适当的活动，增强机体的抵抗力，监测体温变化，及时发现感染指征。

(3)建立病案卡，定期复查。

(五)预后

慢性肾衰竭是一个进行性进展的疾病，具有不可逆性，病程可长达数年，透析或肾移植能显著延长患者的生存时间和生活质量，若不进行积极治疗，患者均可能死于尿毒症。

三、专科评估与观察要点

(一)胃肠道症状

胃肠道症状有食欲缺乏,恶心、呕吐、腹胀、腹泻。

(二)水肿情况

水肿情况从眼睑部波及全身。

(三)高血压

多数患者存在不同程度的高血压。

(四)贫血

几乎所有患者均有不同程度的贫血。

(五)出血倾向

皮下出血、鼻出血,月经过多。

(六)电解质变化

电解质变化有高钾或低钾血症、高钠或低钠血症、低钙血症、高磷血症、代谢性酸中毒等。

(七)呼吸情况

是否有深长的呼吸。

(八)治疗效果

改善肾功能延缓慢性肾衰竭的发展,防止并发症,肾功能替代治疗效果好。

四、护理问题

(一)营养失调

低于机体需要量与厌食、呕吐、代谢障碍,以及摄入蛋白质受限有关。

(二)水电解质和酸碱代谢紊乱

其与钠盐摄入过多或丢失、过多利尿或呕吐、腹泻有关。

(三)活动无耐力

其与贫血、营养不良、肾性骨病、全身衰竭有关。

(四)有感染的危险

其与免疫功能低下,低蛋白血症,全身衰竭有关。

(五)焦虑

焦虑与病程长,住院时间久,病情逐渐恶化,治疗无效,后期需依赖透析治疗维持生命,造成患者和家属巨大的经济负担和心理压力有关。

(六)知识缺乏

与患者及家属对疾病的发展和预后认识不足,不能按要求很好的执行饮食及药物治疗,自我防护意识淡薄,容易受感染,水电解质紊乱等因素影响,造成肾功能恶化有关。

五、护理措施

(一)营养失调的护理措施

1.饮食护理

(1)蛋白质:应根据患者的肾小球滤过率来调整蛋白质的摄入量。当肾小球滤过率<50 mL/min时,应限制蛋白质的摄入,且饮食中50%以上的蛋白质是富含必需氨基酸的蛋白质,如鸡蛋、牛奶、瘦肉等,一般认为摄入0.6～0.8 g/(kg・d)蛋白质可维持患者的氮平衡。

(2)热量:供给患者足够的热量,以减少体内蛋白质的消耗,每天126 kJ/kg(30 kcal/kg)。

2.改善患者食欲

如适当增加活动量,提供色、香、味俱全的食物,提供整洁、舒适的进食环境,进食前休息片刻,少量多餐。

3.必需氨基酸疗法的护理

静脉输注氨基酸时应注意输液速度,如有恶心、呕吐应给予止吐剂,同时减慢输液速度,切勿在氨基酸内加入其他药物,以免引起不良反应。

4.监测肾功能和营养状况

定期检测患者的体重变化、血尿素氮、血肌酐、血清清蛋白和血红蛋白水平等,以了解其营养状况。

(二)水电解质和酸碱代谢紊乱的护理

(1)休息与体位:应绝对卧床休息以减轻肾脏负担,抬高水肿的下肢,昏迷者按昏迷患者护理常规进行护理。

(2)维持与检测水平衡:坚持“量出为入”的原则。严格记录24小时出入量,同时告知患者及家属记录出入量的方法、内容。

(3)监测并及时处理电解质、酸碱平衡失调。

(三)活动无耐力的护理

(1)评估活动的耐受情况。

(2)休息与活动:慢性肾衰竭患者应卧床休息,避免过度劳累,休息与活动量视病情而定。

(3)用药护理:积极纠正患者的贫血,遵医嘱用促红细胞生成素,观察用药后反应,如头痛、高血压、癫痫发作等,定期查血红蛋白和血细胞比容等。遵医嘱用降压药、强心药等。

(四)有感染的危险的护理

1.监测感染征象

注意患者有无体温升高、寒战、疲乏无力、食欲下降、咳嗽、咳痰、尿路刺激征、白细胞计数增高等;准确留取各种标本送检。

2.预防感染

采取切实可行的措施,预防感染的发生。

3.用药护理

遵医嘱合理使用对肾无毒性或毒性低的抗菌药物,并观察药物的疗效和不良反应。

(五)焦虑的护理

(1)护士应该及时了解患者的病情、心理的变化,加强宣教,增强患者治疗的信心。

(2)在透析治疗期间,护士应该加强技术能力,加强应急能力,提高自身综合素质,减轻患者的恐惧、焦虑心理。另外在患者进行透析治疗过程中护士和家属常出现患者面前,给予他们精神上的安慰和鼓励,对稳定病情起到十分重要的作用。

(3)护士应该多和患者家属沟通,告知其家庭支持的重要性。

(六)知识缺乏的护理

向患者及家属讲解慢性肾衰竭的基本知识,使其理解本病虽然预后差,但只要坚持积极治疗,消除或避免加重病情的各种因素,可以延缓病情进展,提高生活质量。

(七)健康指导

(1)讲解慢性肾衰竭的基本知识,取得患者及家属的配合,可以延缓疾病的进展，提高生活质量。

(2)饮食指导，严格遵从慢性肾衰竭的饮食原则：优质低蛋白、低盐、低磷，并补充多种维生素，保证足够热量摄入。高血压，水肿的患者应限盐，如行透析治疗，适当增加蛋白质的摄入。每天尿量＜500 mL 时，应避免高钾食物及含钾饮料。

(3)注意个人卫生，做好口腔清洁，皮肤护理，预防感染，避免受凉、受潮和过度劳累。卧床休息为主，当病情允许时，鼓励起床活动，卧床患者鼓励床上起坐或被动运动。

(4)心理卫生，指导患者正确对待疾病，树立战胜疾病的信心，积极配合治疗，延缓疾病的进展。

(5)定期门诊随访，患者出院后，遇有不适，及时去医院复查。

(6)维持出入平衡，指导患者准确记录每天的尿量和体重，并根据病情合理控制水钠的摄取。

第五节　上尿路结石

一、肾结石

肾结石也称尿路结石。结石病是现代社会最常见的疾病之一，并在古代已有所描述。肾结石男性发病率是女性的 3 倍。肾结石发病高峰年龄为 20～30 岁，手术虽可以去除结石，但结石形成的趋势往往是终生的。

(一)病因

肾结石形成原因非常复杂，人们对尿石症发病机制的认识仍未完全明了，可能包括的危险因素有外界环境、职业因素和泌尿系统因素等。

1.外界环境

外界环境包括自然环境和社会环境、气候和地理位置等，而社会环境包括社会经济水平和饮食文化等。相关研究表明结石病的季节性变化很可能与温度有关，通过出汗导致体液丧失，进而促进结石形成。

2.个体因素

个体因素有种族遗传因素、饮食习惯、职业因素、代谢性疾病等。其中职业环境中暴露于热源和脱水同样是结石病的危险因素。水分摄入不足可导致尿液浓缩，结石形成的概率增加。大量饮水导致尿量增多，可显著降低易患结石患者的结石发病率。

3.泌尿系统因素

泌尿系统因素包括肾损伤、感染、泌尿系统梗阻、异物等。梗阻可以导致感染和结石形成，而结石本身也是尿中异物，会加重梗阻与感染程度，所以两者会相互促进疾病发展程度。

上述因素最终都导致人类尿液中各种成分过饱和、滞留因素和促进因素的增加，进而导致肾结石形成。

(二)分类

泌尿系统结石最常见的成分是钙，以草酸钙为主，多在肾脏和膀胱处形成。肾结石按照结石晶体的成分，主要分为 4 类，即钙结石、感染性结石、尿酸结石和胱氨酸结石。

(三)临床表现

1.症状

(1)疼痛：肾结石最常见的症状是肾绞痛，经常突然起病，这通常是结石阻塞输尿管引起的。最常见的是从腰部开始，可辐射到腹股沟。肾盂内大结石和肾盏结石可无明显临床症状，患者活动后会出现上腹或腰部钝痛。40%～50%的肾结石患者有腰痛的症状，发生的原因是结石造成肾盂梗阻。通常可表现为腰部酸胀、钝痛。

(2)血尿：绝大多数尿路结石患者存在血尿，通常为镜下血尿，少数也可见肉眼血尿。常常在腰痛后发生。有时患者活动后出现镜下血尿是上尿路结石的唯一临床表现，但当结石完全阻塞尿路时也可以没有血尿。血尿产生的原因是结石移动或结石对泌尿系统的损伤。血尿的多少取决于结石对尿路黏膜损伤程度大小。

(3)发热：由于结石、梗阻和感染可互相促进，所以肾结石造成梗阻可继发或加重感染，出现腰痛伴高热、寒战。出现脓尿的患者很少见，若出现需要行尿培养，检测是否存在尿路感染。结石继发急性肾盂肾炎或肾积脓时可有畏寒、发热、寒战等全身症状出现。

(4)无尿和急性肾功能不全：双侧肾结石、功能性或解剖孤立肾结石阻塞导致尿路急性梗阻，可以出现无尿和急性肾后性肾功能不全的症状。

2.体征

肾结石典型体征是患侧肾区叩击痛。患者脊肋角和腹部压痛也可不明显，一般不伴有腹部肌紧张。肾结石慢性梗阻时引起巨大肾积水，这时可出现腹部包块。

(四)辅助检查

1.实验室检查

(1)血常规检查：肾绞痛时可伴白细胞计数短时轻度增高。结石合并感染或发热时，血细胞计数可明显增高。结石导致肾功能不全时，可有贫血表现。

(2)尿液检查：常能见到肉眼或镜下血尿；脓尿很少见，伴感染时有脓尿，感染性尿路结石患者应行尿液细菌培养；尿液分析也可测定尿液 pH、钙、磷、尿酸、草酸等。

2.影像学检查

(1)超声检查：肾钙化和尿路结石都可通过超声诊断，可显示结石梗阻引起的肾积水及肾实质萎缩等。可发现腹部平片不能显示的小结石和 X 线透光结石，当肾脏显示良好时，超声还可检测到 5 mm 的小结石。超声是无创检查，应作为首选影像学检查，适合于所有患者包括肾功能不全患者、孕妇、儿童以及对造影剂过敏者(图 5-1)。

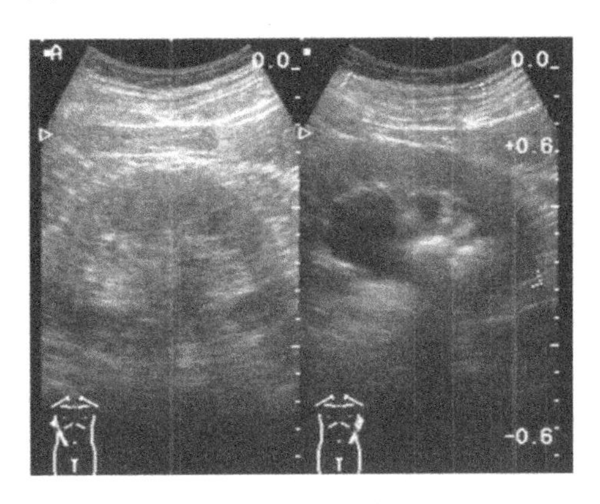

图 5-1　肾结石伴肾盂肾盏积水

(2)X 线检查：由于大约 90%尿路结石不透过 X 线，腹部 X 线片对于怀疑尿路结石的患者，是一种非常有用的检查。

(3)腹部平片检查：腹部平片是加拿大泌尿外科协会(CUA)《尿路结石诊疗指南》推荐的常规检查方法，腹部平片上结合可显示出致密影。腹部平片可初步判断肾结石是否存在，以及肾结石的位置、数目、形态和大小，并且可以初步地提示结石的化学性质(图 5-2)。

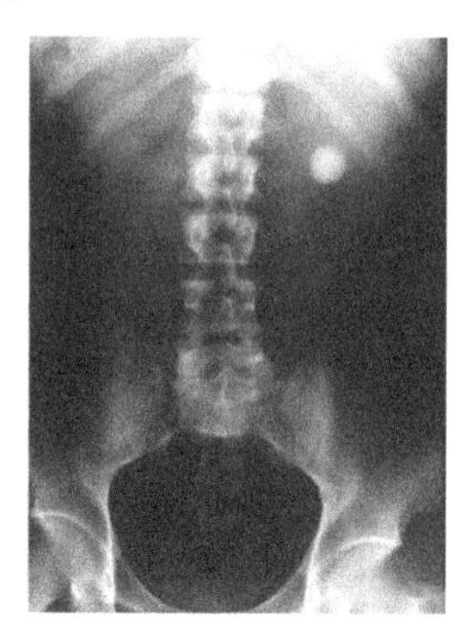

图 5-2　左肾结石

(4)CT 检查：螺旋 CT 平扫对肾结石的诊断准确、迅速，有助于鉴别不透光的结石、肿瘤、凝血块等以及了解有无肾畸形。

(5)内镜检查：包括经皮肾镜、软镜、输尿管和膀胱镜检查。通常在腹部平片未显示结石时，静脉尿路造影有充盈缺损不能确诊时，借助于内镜可以明确诊断和进行治疗。

(6)肾盂造影像检查：可以确定透 X 线结石的存在，可以确诊引起患者形成结石的解剖部位。

(五)诊断要点

任何评估之前都应先明确是否有与结石复发有关的代谢性疾病。至少应进行筛选性评估，包括远端肾小管性酸中毒、原发性甲状旁腺功能亢进症、痛风体质等疾病。只有明确了相关疾病才可以从根本上纠正治疗。

尿路结石与腹膜后和腹腔内病理状态引起的症状相似，所以应与急腹症进行全面的鉴别诊断，其中包括急性阑尾炎异位或未被认识的妊娠，卵巢囊肿蒂扭转等，体检时应注意检查有无腹膜刺激征。

(六)治疗原则

肾结石治疗的总体原则是：解除疼痛和梗阻、保护肾功能、有效祛石、治疗病因、预防复发。由于约 80%的尿路结石可自发排出，因此可能没必要进行干预，有时多饮水就能自行排出结石。其他结石的性质、形态、大小部位不同，患者个体差异等因素，治疗方法的选择和疗效也大不相同。因此，对尿石症的治疗应该实施患者个体化治疗，通常需要各种方法综合治疗，来保证治疗效果。

1.病因治疗

少数患者能找到结石成因如甲状旁腺功能亢进（主要是甲状旁腺瘤），只有积极治疗原发病才能防止尿路结石复发；尿路梗阻的患者，需要解除梗阻，这样可以避免结石复发，因此，此类患者积极治疗病因即可。

2.非手术治疗

（1）药物治疗：结石＜0.6 cm且表面光滑、结石以下尿路无梗阻时可采用药物排石治疗，多选择口服α受体阻滞剂（如坦索罗辛）或钙通道阻滞剂。尿酸结石选用枸橼酸氢钾钠，碳酸氢钠碱化尿液。口服别嘌醇及饮食调节等方法治疗也可取得良好的效果。

（2）增加液体摄入量：机械性多尿可以预防有症状结石的形成和滞留，每天饮水2 000～3 000 mL，尽量保持昼夜均匀。限制蛋白、钠摄入，避免草酸饮食摄入和控制肥胖都可防止结石的发病概率。

3.微创碎石

（1）体外冲击波碎石（extracorporeal shock wave lithotripsy，ESWL）：通过X线或超声对结石进行定位，利用高能冲击波聚焦后作用于结石，将结石粉碎成细沙，然后通过尿液排出体外。实践证明它是一种创伤小、并发症少、安全有效的非侵入性治疗，大多数上尿路结石可采用此方法治疗。ESWL碎石术后可能形成“石街”。引起患者的腰痛不适，也可能合并继发感染，患者病程也将相应延长。

（2）经皮肾镜取石术（percutaneous nephrolithotomy，PCNL）：它是通过建立经皮肾操作通道，击碎结石并同时通过工作通道冲出结石及取出肾结石。本手术通常在超声或X线定位下操作，在肾镜下取石或碎石。较小的结石通过肾镜用抓石钳取出，较大的结石将结石粉碎后用水冲出。

（3）输尿管肾镜取石术（ureteroscope lithotripsy，URL）：适用于中、下段输尿管结石，泌尿系统平片不显影结石，因结石硬、停留时间长、患者自身因素（肥胖）而使用ESWL困难者，也可用于ESWL治疗所致的“石街”。下尿路梗阻、输尿管狭窄或严重扭曲等不宜采用此法。

4.开放手术

由于ESWL及内镜技术的普遍开展，现在上尿路结石大多数已不再开放手术。

(七)护理诊断/问题

(1)疼痛:与疾病、排石过程、损伤及平滑肌痉挛有关。

(2)排尿型态异常:与结石或血块引起梗阻及术后留置尿管有关。

(3)潜在并发症:血尿、感染、结石导致阻塞、肾积水。

(4)部分生活自理缺陷:与疾病及术后管道限制有关。

(5)焦虑:与患者担心疾病预后有关。

(八)护理措施

1.术前护理

(1)按泌尿外科一般护理常规护理。

(2)心理护理。

(3)肾绞痛、感染患者遵医嘱对症处理。

(4)鼓励患者多饮水。

(5)手术体位的训练:术中患者取截石位或俯卧位。术前护士指导患者进行手术体位的训练,尤其是俯卧位,一般患者难以耐受,且复杂的结石手术时间长,体位的改变对患者呼吸及循环系统的影响较大,因此应指导患者从俯卧位30分钟开始练习,逐渐延长至45分钟、1小时、2小时等。通过训练使患者能忍受体位的改变,同时使呼吸及循环系统得到一定的适应,减少术中、术后心血管意外发生的概率。

(6)手术前需行腹部平片检查做术前定位,以明确结石位置,便于手术顺利进行。嘱患者手术当日晨起禁食、禁饮,以避免胀气影响检查结果,定位检查后要求尽量减少活动,防止结石位置发生变化。

2.术后护理

(1)按泌尿外科术后一般护理常规护理。

(2)病情观察。①严密监测生命体征变化:出血是PCNL最常见、最严重的并发症,如果患者出现血压下降、心率增快、呼吸加快,应高度怀疑有出血的可能。若不及时处理,患者很快会出现休克。②注意观察患者体温变化:术中冲洗易导致尿路细菌或致热原通过肾血管吸收入血引起菌血症,患者术后出现体温升高,甚至可达39.5 ℃以上,警惕患者有无感染性休克或弥散性血管内凝血的表现。若出现上述症状,应及时对症处理。③注意观察腹部症状和体征:定期询问患者有无腹胀、腹痛等症状,腹部查体有无腹部压痛、反跳痛等体征,警惕肾周血肿、尿外渗、腹腔积液或腹膜炎等并发症发生。

(3)管路护理。①固定:术后留置肾造瘘管及尿管(开放手术还留置有伤口引流管),实行肾造瘘引流管的“双固定”:将肾造瘘管用透明贴膜固定于患者身上,将引流袋、尿袋分别固定于床单上,做好管路及引流袋的标识。②严密观察:观察肾造瘘管及导尿管引流尿液的颜色、性状和量,准确做好记录。若引流尿液颜色鲜红,量较大,则考虑出血可能,立即通知医师,可采取夹闭肾造瘘管,使血液在肾、输尿管内压力升高,形成压力性止血。③保持管路通畅:让患者自己伸手摸到引流管的走向及固定位置,以利于患者自我管理,避免牵拉、打折。如出现造瘘管周围有渗尿,应考虑是否堵塞,可挤压造瘘管,或用注射器抽吸;尿管被血块堵塞时,以无菌生理盐水少量、多次、反复冲洗。

(4)术后1～2天拔除肾造瘘管,患者可能出现造瘘口漏尿情况,告知患者若敷料被尿液浸湿,通知医师及时换药。

(5)饮食:可以进食后,应以高蛋白、易消化食物为主,注意多饮水,保证尿量2 000～3 000 mL/d可以预防泌尿系统感染,同时,一些细小的结石碎屑也会随尿液排出。

(6)活动:腰麻术后6小时可以侧卧位休息,双下肢作主动的屈伸活动。全麻术后患者,返回病房后可取半坐卧位。术后第1天,可以下床活动,循序渐进。

(7)术后第1天晨,患者需要复查腹部平片,了解结石清除情况、肾造瘘管及双J管的位置。要求患者禁食、禁饮。

(8)肾造瘘管拔除后,嘱患者向健侧侧卧休息3～4小时,以减轻造瘘口的压力,减少漏尿。肾造瘘管拔除1天后,拔除尿管。患者可能出现尿频、尿急、尿痛、血尿等症状,一般会自行缓解。患者第一次排尿后需告知医护人员;若2小时内未自行排尿,应通知医师检查膀胱充盈情况,给予处理。

3.出院指导

(1)坚持饮水,保证尿液2 000～3 000 mL/d,防止尿石结晶形成,减少晶体沉积,延缓结石增长速度。若患者结石合并感染,大量的尿液可促进引流,利于含有细菌的尿液及时排出体外,有利于控制感染。

(2)根据结石成分,调理饮食:①尿酸结石者应吃低嘌呤饮食,如鸡蛋、牛奶,应多吃水果和蔬菜,碱化尿液。忌食动物内脏,肉类、蟹、菠菜、豆类、菜花、芦笋、香菇等也要尽量少吃。②胱氨酸结石者应限制含甲硫氨酸较多的食物,如肉类、蛋类及乳类食品。③草酸钙结石者应食低草酸、低钙的食物,如尽量少食菠菜、海带、香菇、虾米皮等食物。④磷酸钙和磷酸镁铵结石者应食低钙、低磷饮食,少食豆类、奶类、蛋黄食品。

(3)休息2～4周可以正常工作,体力劳动者可根据自己身体情况来决定。出院1～3个月拔除双J管,拔管不影响正常的工作生活。

(4)留置双J管的目的及护理:术后于输尿管内放置双J管,可起到内引流、内支架的作用,避免碎石排出时造成梗阻。留置双J管的时间,通常为1～3个月,此间患者不宜做四肢及腰部同时伸展的动作,不做突然的下蹲动作,不从事重体力劳动;预防便秘,减少引起腹压增高的任何因素,防止双J管滑脱或上下移动;定时排空膀胱,不要憋尿,避免尿液反流。大量饮水,每日2 000 mL以上。告知患者留置双J管期间可能出现的异常情况及处理方法,重点提醒患者拔管时间。

(5)制订电话随访的时间、方法和内容,建立留置双J管患者出院登记手册,登记患者病情诊断、手术名称、手术时间、出入院时间、出院时带管情况、随访资料、随访结果和患者特殊情况等。及时了解患者的情况,指导患者正确的自我护理。随访时间为每月1次。如需拔除双J管,则在拔管之前随访,提醒患者按时拔管,强调拔管后的注意事项。

(6)出院3～6个月复查泌尿系统B超,以后每年复查1次。

二、输尿管结石

输尿管结石是泌尿系统结石中的常见疾病,发病年龄多为20～40岁,男性略高于女性。其发病率高,约占上尿路结石的65%。其中90%以上为继发性结石,即结石在肾内形成后降入输尿管。原发于输尿管的结石较少见。通常会合并输尿管梗阻、憩室等其他病变。所以输尿管结石的病因与肾结石基本相同。从形态上看,由于输尿管的塑形作用,结石进入输尿管后常形成圆柱形或枣核形,亦可由于较多结石排入,形成结石串俗称“石街”。

(一)解剖

输尿管位于腹膜后间隙,上接肾脏下连膀胱,是一根细长的管道结构。输尿管全长在男性为27～30 cm,女性为25～28 cm。解剖学上输尿管的3个狭窄部将其分为上、中、下三段。①肾盂输尿管连接部;②输尿管与髂血管交叉处;③输尿管的膀胱壁内段,此三处狭窄部常为结石停留的部位。除此之外,输尿管与男性输精管或女性子宫阔韧带底部交叉处以及输尿管与膀胱外侧缘交界处管径较狭窄,也容易造成结石停留或嵌顿。结石最易停留或嵌顿的部位是输尿管的上段,约占全部输尿管结石的58%,其中又以第3腰椎水平最多见;而下段输尿管结石仅占33%。在结石下端无梗阻的情况下,直径≤0.4 cm的结石约有90%可自行降至膀胱随尿流排出，其他情况则多需要进行医疗干预。

(二)临床表现

1.症状

(1)疼痛：上中段结石引起的输尿管疼痛为一侧腰痛，疼痛性质为绞痛，输尿管结石可引起肾绞痛或输尿管绞痛，典型表现为阵发性腰部疼痛并向下腹部睾丸或阴唇部放射。

(2)血尿：90%的患者可出现镜下血尿也可有肉眼血尿，前者多见。血尿多发生在疼痛之后，有时是唯一的临床表现。输尿管结石急性绞痛发作时，可出现肉眼血尿。血尿的多少与结石对尿路黏膜的损伤程度有关。输尿管完全梗阻时也可无血尿。

(3)恶心、呕吐：输尿管结石引起尿路梗阻时，使输尿管管腔内压力增高，管壁局部扩张痉挛或缺血，由于输尿管与肠有共同的神经支配而导致恶心、呕吐等胃肠道症状。

2.体征

结石可表现为肾区和胁腹部压痛和叩击痛，输尿管走行区可有深压痛；若伴有尿外渗时，可有腹膜刺激征。输尿管结石梗阻引起不同程度的肾积水，可触到腹部包块。

(三)辅助检查

1.实验室检查

(1)尿液检查：尿常规检查可见尿中红细胞，伴感染时有脓细胞。感染性尿路结石患者应行尿液细菌培养。肾绞痛有时可发现晶体尿，通过观察结晶的形态可以推测结石成分。

(2)血液检查：当输尿管绞痛可导致交感神经高度兴奋，机体出现白细胞计数升高；当其升到 $13\times10^9/L$ 以上则提示存在尿路感染。血电解质、尿素和肌酐水平是评价总肾功能的重要指标。

(3)24 小时尿分析：主要用于评估结石复发危险性较高的患者，是目前常用的一种代谢评估技术。

(4)结石分析：结石成分分析可以确定结石的性质，是诊断结石病的核心技术，也是选择溶石和预防疗法的重要依据。

2.影像学检查

(1)超声检查：是一种简便无创的检查方法，是目前最常用的输尿管结石的筛查手段。能同时观察膀胱和前列腺，寻找结石形成诱因及并发症。

(2)螺旋CT检查：螺旋CT对结石的诊断能力最高，能分辨出0.5 mm以上任何成分的结石，准确测定结石大小。

(3)腹部平片检查：腹部平片可以发现90%非X线透光结石，能够大致地确定结石的位置、形态、大小和数目，并且通过结石影的明暗初步提示结石的化学性质。因此作为结石检查的常规方法。

(4)静脉尿路造影(intravenous urography，IVU)检查：IVU应该在腹部平片的基础上进行，有助于确认结石在尿路上的位置、了解尿路解剖、发现有无尿路异常等。可以显示平片上不能显示的X线阴性结石，同时可以显示尿路的解剖结构，对发现尿路异常有重要作用。

(5)逆行尿路造影检查：逆行尿路造影很少用于上尿路结石的初始诊断，属于有创性的检查方法，不作为常规检查手段。

(6)放射性核素肾显效像：放射性核素检查不能直接显示泌尿系统结石，主要用于确定分侧肾功能。提供肾血流灌注、肾功能及尿路梗阻情况等，因此对手术方案的选择以及手术疗效的评价具有一定价值。

(四)诊断要点

尿路结石应该与急腹症进行全面鉴别诊断。输尿管结石的诊断应包括①结石部位数目、大小、形态、成分等；②并发症的诊断；③病因学的评估。通过对病史症状的和体检后发现，具有泌尿系统结石或排石病史，出现右眼或镜下血尿或运动后输尿管绞痛的患者应进一步检查确诊。

(五)治疗原则

目前治疗输尿管结石的主要方法有保守治疗(药物治疗和溶石治疗)、ESWL、输尿管镜(URSL)、PCNL、开放及腹腔镜手术。

1.保守治疗

(1)药物治疗：临床上多数尿路结石需要通过微创的治疗方法将结石粉碎并排出体外，少数比较小的尿路结石，可以选择药物排石。使用的排石药物为α受体阻滞剂如坦索罗辛等，排石治疗期间应保证有足够的尿量，每天需饮水2 000～3 000 mL。双氯芬酸钠可以缓解症状并减轻输尿管水肿，有利于排石治疗。钙通道阻滞剂及一些中医中药对排石也有一定的效果。

(2)溶石治疗：我国在溶石治疗方面处于领先地位。如胱氨酸结石：口服枸橼酸氢钾钠或碳酸氢钠片，以碱化尿液，维持尿液pH在7.0以上，帮助结石

治疗。

(3)微创手术：主要有 ESWL、PCNL、URL 等。①ESWL：详见肾结石内容。②PCNL：详见肾结石内容。③URL：和肾结石基本相同但在治疗输尿管上段结石的过程中发现，碎石后石块容易回流至肾盂，导致术后需要再行经皮取石术，所以现在临床通常会采取输尿管镜拦截网固定下采用钬激光碎石技术治疗输尿管上段结石。

2.开放手术治疗

随着 ESWL 及腔内治疗技术的发展，目前上尿路结石行开放手术治疗的比例已显著减少，逐渐被腹腔镜手术取代。

(六)临床护理

输尿管结石 90%以上是在肾内形成而降入输尿管的，原发于输尿管的结石是非常罕见的，除非有输尿管梗阻病变。所以输尿管结石的病因同肾结石，但结石进入输尿管后逐渐变成枣核状。剧烈绞痛和血尿是输尿管结石的主要症状，除此之外还有恶心、呕吐、尿频、发热、寒战、排石史等。外科手术治疗主要实施输尿管镜碎石取石术。

1.术前护理

(1)按泌尿外科一般护理常规护理。

(2)心理护理。

(3)疼痛的护理：①疼痛时，安慰患者，使其稳定情绪，卧床休息，尽可能减少大幅度的运动，指导患者深呼吸以减轻疼痛。②疼痛时使用局部热敷、分散注意力、肌放松、音乐疗法等减轻疼痛的技巧。③疼痛缓解或排石时适当做一些跳跃或其他有利于排石的运动，以促进结石排出。④观察尿液内有无结石排出，将滤出的碎渣、小结石保留，进行结石成分分析。对于有尿路感染者给予抗感染治疗，观察体温变化，血尿常规检验结果，尿路刺激症状有无缓解等。⑤应用解痉药物的患者应观察用药后效果。

(4)鼓励患者多饮水。

(5)手术前需行腹部平片检查做术前定位，明确结石位置，便于手术顺利进行。嘱患者手术当日晨起禁食、禁饮，避免胀气影响检查结果，定位后要求尽量减少活动，防止结石位置发生变化。

2.术后护理

(1)按泌尿外科术后一般护理常规护理。

(2)病情观察：同肾结石。

(3)管路护理:术后留置尿管及输尿管支架管各一根,将引流袋固定于床单上,做好管路及引流袋的标识。让患者自己伸手摸到引流管的走向及固定位置,以利于患者自我管理,避免牵拉、打折。严密观察导尿管引流尿液的颜色、性状和量,准确做好记录。若引流尿液颜色鲜红,量较大,则考虑出血的可能,应立即通知医师给予处理。尿管被血块堵塞时,以无菌生理盐水少量、多次反复冲洗。

(4)饮食:可以进食后,应以高蛋白、易消化食物为主,注意多饮水,保证尿量2 000~3 000 mL/d可以预防泌尿系统感染,同时,一些细小的结石碎屑也会随尿液排出。

(5)活动:腰椎麻醉术后6小时可以侧卧位休息,双下肢做主动的屈伸活动。全麻术后患者,返回病房后可取半坐卧位。术后第1天,可以下床活动,活动量应循序渐进。

(6)术后第1天晨起,患者需要复查腹部平片,了解结石清除情况、双J管的位置。要求患者禁食、禁饮。

3.出院指导

同肾结石患者的出院指导。

第六节 下尿路结石

一、膀胱结石

膀胱结石是较常见的泌尿系统结石,好发于男性,男女比例约为10∶1,膀胱结石的发病率有明显的地区和年龄差异。总的来说,在经济不发达地区,膀胱结石以婴幼儿为常见,主要由营养不良所致。

(一)病因

膀胱结石分为原发性和继发性两种。原发性膀胱结石多发于男性,与营养不良有关。继发性膀胱结石主要继发于下尿路梗阻、膀胱异物等。

1.营养不良

婴幼儿原发性膀胱结石主要发生于贫困饥荒年代,营养缺乏,尤其是动物蛋白摄入不足是其主要原因。

2.下尿路梗阻

下尿路梗阻时，如良性前列腺增生、膀胱颈部梗阻、尿道狭窄、先天畸形、膀胱膨出、憩室、肿瘤等，均可使小结石和尿盐结晶沉积于膀胱而形成结石。

3.膀胱异物

医源性的膀胱异物主要有长期留置的导尿管、被遗忘取出的输尿管支架管、不被机体吸收的残留缝线、膀胱悬吊物等，非医源性异物如子弹头、发卡、电线、圆珠笔芯等，均可作为结石的核心而使尿盐晶体物质沉积于其周围而形成结石。

4.尿路感染

继发于尿液潴留及膀胱异物的感染，尤其是被分泌尿素酶的细菌感染，由于能分解尿素产生氯，使尿 pH 升高，进而使尿磷酸钙、铵和镁盐沉淀而形成膀胱结石。

5.其他

临床手术后也可能导致膀胱结石发生如肠道膀胱扩大术、膀胱外翻-尿道上裂等。

(二)病理生理

膀胱结石的继发性病理改变主要表现为局部损害、梗阻和感染。膀胱结石如表面光滑且无感染者，在膀胱内存在相当长时间，也不至造成膀胱壁明显的病理改变。由于结石的机械性刺激，膀胱黏膜往往呈慢性炎症改变。光滑且无感染者，继发感染时，可出现滤泡样炎性病变、出血和溃疡，膀胱底部和结石表面均可见脓苔。晚期可发生膀胱周围炎，使膀胱和周围组织粘连，甚至发生穿孔。膀胱结石易堵塞于膀胱出口、膀胱颈及后尿道，导致排尿困难。

(三)临床表现

1.症状

(1)疼痛：疼痛可为下腹部和会阴部钝痛，亦可为明显或剧烈疼痛，常因活动和剧烈运动而诱发或加剧。膀胱结石的典型症状为排尿突然中断，疼痛放射至远端尿道及阴茎头部，伴排尿困难和膀胱刺激症状。由结石刺激膀胱底部黏膜而引起，常伴有尿频和尿急，排尿终末时疼痛加剧。

(2)血尿：膀胱壁由于结石的机械性刺激，可出现血尿，并往往表现为终末血尿。尿流中断后再继续排尿亦常伴血尿。

(3)其他：因排尿费劲，腹压增加，可并发脱肛。若结石位于膀胱憩室内，可仅有尿路感染的表现。少数患者，重时发生急性尿潴留。

2.体征

体检时下腹部有压痛。结石较大和腹壁较薄弱时,在膀胱区可触及结石。较大结石也可经直肠腹壁双合诊被触及。

(四)辅助检查

1.实验室检查

实验室检查可发现尿中有红细胞或脓细胞,伴有肾功能损害时可见血肌酐、尿素氮升高。如并发感染可见白细胞,尿培养可有细菌生长。

2.影像学检查

(1)超声检查:检查能发现膀胱及后尿道,强光团及声影,还可同时发现膀胱憩室良性前列腺增生等。

(2)X线检查:X线平片亦是诊断膀胱结石的重要手段,结合B超检查可了解结石大小、位置、形态和数目,怀疑有尿路结石可能还需做泌尿系统平片、排泄性尿路造影检查。

(3)CT检查:所有膀胱中结石在CT中都为高密度,且CT可明确鉴别肿瘤钙化和结石。

(4)膀胱镜检查:膀胱镜检查是最确切的诊断方法,可直接观察膀胱结石的大小、数目和形状,同时还可了解有无前列腺增生、膀胱颈纤维化、尿道狭窄等病变。但膀胱镜检查属于有创操作,一般不做常规使用。

(五)诊断原则

膀胱结石的诊断,主要是根据病史、体检、B超、X线检查,必要时做膀胱镜检查。但需要注意引起结石的病因如良性前列腺增生、尿道狭窄等前尿道结石可沿尿道扪及,后尿道结石经直肠指检可触及,较大的膀胱结石可经直肠-腹壁双合诊被扪及。虽然不少病例可根据典型症状,如疼痛的特征,排尿时突然尿流中断和终末血尿,做出初步诊断。但这些症状绝非膀胱结石所独有。

(六)治疗

治疗应根据结石体积大小选择合适的治疗方法。膀胱结石的治疗应遵循两个原则,一是取出结石,二是去除结石形成的病因。一般来说,直径<0.6 cm,表面光滑的膀胱结石可自行排出体外。绝大多数膀胱结石均需行外科治疗,方法包括ESWL、腹腔镜手术和开放性手术。

1.ESWL

小儿膀胱结石多为原发性结石,可首选ESWL;成人原发性膀胱结石≤3 cm

者亦可以采用 ESWL。

2.腹腔镜手术

几乎所有类型的膀胱结石都可以采用经尿道手术治疗。在内镜直视下经尿道碎石是目前治疗膀胱结石的主要方法，可以同时处理下尿路梗阻病变。目前常用的经尿道碎石方式包括机械碎石、液电碎石、气压弹道碎石、超声碎石、激光碎石等。

3.开放性手术

随着腔内技术的发展，目前采用开放手术取石已逐渐减少，开放手术取石不应作为膀胱结石的常规治疗方法，仅适用于需要同时处理膀胱内其他病变或结石直径>4 cm 时使用。膀胱结石采用手术治疗，并应同时治疗病因。膀胱感染严重时，应用抗生素治疗；若有排尿，则应先留置导尿，以利于引流尿液及控制感染。

(七)临床护理

1.术前护理

(1)按泌尿外科一般护理常规护理。

(2)心理护理。

(3)疼痛的护理：疼痛发作时应注意做好患者的防护。遵医嘱给予镇痛解痉剂，密切观察疼痛缓解情况。

2.术后护理

(1)按泌尿外科术后一般护理常规护理。

(2)病情观察：同肾结石。

(3)管路护理：术后留置尿管，将引流袋固定于床单上，做好管路及引流袋的标识。让患者自己伸手摸到引流管的走向及固定位置，以利于患者自我管理，避免牵拉、打折。严密观察导尿管引流尿液的颜色、性状和量，准确做好记录。若患者血尿比较严重，应遵医嘱行持续膀胱冲洗，速度以 60 滴/分为宜。尿管被血块堵塞时，以无菌生理盐水少量、多次、低压反复冲洗。

(4)膀胱痉挛的护理：①冲洗液的温度不宜过低，保持在 20～30 ℃；②遵医嘱给予镇痛药或解痉挛药物；③调整气囊尿管的位置及牵拉的强度和气囊内的液体量，在无活动性出血的情况下，早日解除牵拉和拔除尿管；④有血块堵塞时及时快速反复冲洗，将血块清除，保持尿路的通畅。

(5)饮食：可以进食后，应以高蛋白、易消化食物为主，注意多饮水，保证尿量 2 000～3 000 mL/d 可以预防泌尿系统感染，同时，一些细小的结石碎屑也会随尿液排出。

(6)活动:腰麻术后6小时可以侧卧位休息,双下肢做主动的屈伸活动。全麻术后患者,返回病房后可取半坐卧位。术后第1天,可以下床活动,活动量应循序渐进。

3.出院指导

(1)加强饮水,保证尿液2 000～3 000 mL/d以防止尿石结晶形成,减少晶体沉积,延缓结石增长速度。若患者结石合并感染,大量的尿液还可促进引流,利于含有细菌的尿液及时排出体外,有利于控制感染。

(2)若尿路梗阻、排尿困难引发膀胱结石的患者,应解除病因,防止结石再生。

(3)根据结石成分,调理饮食。①少食含胆固醇高的动物内脏,如肝脏、肾脏、脑、海虾等。②少食含草酸、钙高的食品,如菠菜、油菜、海带、核桃、甜菜、巧克力、芝麻酱等。

(4)长期卧床患者,应帮助患者多活动,勤翻身,及时排尿,防止尿液浓缩。

(5)按要求定期复查。

二、尿道结石

尿道结石是泌尿外科常见急症之一,但临床比较少见,且多以男性为主。大多数来自肾和膀胱。有尿管狭窄、尿道憩室及异物存在亦可致尿道结石,多数尿道结石位于前尿道。女性只有在有尿道憩室、尿道异物和尿道-阴道瘘等特殊情况下才出现。男性尿道结石中,结石多见于前列腺部尿道,球部尿道,会阴尿道的阴茎阴囊交界处后方和舟状窝。女性尿道结石分原发性和继发性两种,传统认为尿道结石常继发于膀胱结石,多见于儿童与老年人。

(一)临床表现

1.症状

(1)疼痛:疼痛一般是钝性的,但也可能是锐利的,并常放射至阴茎龟头。原发性尿道结石常是逐渐长大,或位于尿道憩室内,早期可无疼痛症状。继发性结石多系上尿路排石排入尿道时,突然嵌入尿道内,常常突然感到局部剧烈疼痛及排尿痛。

(2)排尿紊乱:尿道结石的典型症状为排尿困难,点滴状排尿,尿线变细或分叉,射出无力,有时骤然出现尿流中断,并有强烈尿意,阻塞严重时出现残余尿和尿潴留,出现充盈性尿失禁。有时可出现急迫性尿失禁,也可伴尿痛,重者可发生急性尿潴留及会阴部剧痛。

(3)血尿及尿道分泌物:急症病例常有终末血尿或初始血尿,或排尿终末有少许鲜血滴出,伴有剧烈疼痛。慢性病例或伴有尿道憩室者,尿道口可有分泌物溢出,结石对尿道的刺激及尿道壁炎症溃疡,亦可出现脓尿。

2.体征

前尿道结石可在结石部位扪及硬结,并有压痛,后尿道结石应通过直肠指诊扪及后尿道部位的硬结。

(二)辅助检查

1.金属尿道探杆检查

在结石部位能探知尿道梗阻和结石的粗糙摩擦感。

2.尿道镜检查

尿道镜检查能直接观察到结石,肯定尿道结石的诊断,并可发现尿道并发症。

3.X线检查

X线检查是尿道结石的主要诊断依据,因为绝大部分尿道结石是X线阳性结石,平片检查即可显示结石阴影和结石的部位、大小、形状。应行全腹部平片检查以明确有无上尿路结石。

4.尿道造影检查

目前由于内镜的发展及普及,尿道造影已很少应用。大多数辅助检查尿路有无其他病变。

(三)诊断要点

详细询问病史,尿道结石患者过去多有肾绞痛史及尿道排石史,当患者突然感到排尿困难、尿流中断、排尿时尿道刺痛时应考虑尿道结石的可能。与尿道狭窄、尿道息肉、异物等鉴别。尿道狭窄虽有排尿困难,但其排尿时无疼痛及尿中断现象,X线平片无阳性结石影像。但尿道息肉无肾绞痛及排石史,尿道镜及尿道造影可以区别。尿道异物一般有外伤史及异物塞入史,临床上不难诊断。

(四)治疗原则

治疗原则为尽快取出结石,解除痛苦,改善急性情况后再考虑纠正形成结石的原因。

(五)临床护理

(1)缓解疼痛。①观察:密切观察患者疼痛的部位及相关生命体征变化。

②休息:发作期患者应卧床休息。③镇痛:指导患者采用分散注意力、安排适当卧位、深呼吸、肌肉放松等非药物性方法缓解疼痛,不能缓解时,舒缓疼痛。

(2)促进排石:鼓励非手术治疗的患者大量饮水,每天保持饮水量在 2 000 mL 以上,在病情允许的情况下,下床运动,适当做些跳跃、改变体位的活动以促进结石排出。手术治疗后患者均可出现血尿,嘱患者多饮水,以免出现血块进而堵塞尿路。

(3)管道护理:①若患者有肾造瘘管,遵医嘱夹闭数小时开放,应保持通畅并妥善固定,密切观察引流性质及量。②留置尿管应保持管路通畅,观察排石情况。③留置针妥善固定,保持补液的顺利进行。

(4)采用 ESWL 的患者,在碎石准备前告知接受治疗前三天忌食产气性食物,治疗前一天服用缓泻剂,手术当天早晨禁饮食。碎石后应注意观察结石排出效果,协助患者采取相应体位(一般采取侧卧位,肾下盏取头低位),饮水量在 3 000 mL以上,适当活动促进结石排出。

(5)并发症观察、预防和护理。①血尿:观察血尿变化情况。遵医嘱应用止血药物。肾实质切开者,应绝对卧床 2 周,减少出血机会。②感染:监测患者生命体征,注意观察尿液颜色和性状。鼓励患者多饮水,也有利于感染的控制。做好创腔引流管护理:患者留置肾盂造瘘管时应注意观察记录并妥善固定,保持通畅。开放性手术术后除注意相应管路护理外还应注意伤口护理,避免感染。有感染者遵医嘱应用抗菌药控制感染。

(6)健康教育:根据结石成分、代谢状态及流行病学因素,坚持长期预防,对减少或延迟结石复发十分重要。①饮水与饮食:大量饮水以增加尿量,稀释尿液,减少晶体沉积。成人保持每天尿量在 2 000 mL 以上,尤其是睡前及半夜饮水,效果更好。饮食以清淡易消化饮食为主,可根据结石成分调整饮食种类如含钙结石者宜食用含纤维丰富的食物;含草酸量高,避免大量摄入动物蛋白、精制糖和动物脂肪等;尿酸结石者不宜食用动物内脏、豆制品等。②活动与休息:病情允许的情况下适当活动,注意劳逸结合。③解除局部因素:尽早解除尿路梗阻、感染、异物等因素,可从根本上避免结石形成。④药物成分:根据结石成分,应用药物降低有害成分、碱化或酸化尿液,预防结石复发。鼓励长期卧床者适当进行功能锻炼,防止骨脱钙,减少尿钙含量。⑤定期复查:术后 1 个月门诊随访。以后3 个月至半年复查排泄性尿路造影。

第六章 内分泌系统常见病护理

第一节 甲状腺功能亢进症

一、定义

甲状腺功能亢进症(简称甲亢)系多种病因导致甲状腺功能增强,分泌甲状腺激素(TH)过多引起以神经、循环、消化系统兴奋性增高和代谢亢进为主要表现的临床综合征。

二、疾病相关知识

(一)流行病

普通人群中本病发病率约为1%,发病率15/10万～50/10万,女性显著高发,男女之比1∶(4～6),高发年龄20～50岁。

(二)临床表现

(1)甲状腺毒症。

(2)弥漫性甲状腺肿。

(3)眼征。

(4)胫前黏液性水肿。

(三)治疗

(1)抗甲状腺药物治疗(硫脲类:甲硫氧嘧啶和丙硫氧嘧啶;咪唑类:甲巯咪唑和卡比马唑)。

(2)放射性碘治疗。

(3)手术治疗。

(四)康复

合理用药可控制病情。

(五)预后

合理用药可控制病情,但易复发。

三、专科评估与观察要点

(一)临床症状及评估

1.高代谢综合征

患者常有疲乏无力、怕热多汗、低热、体重减轻。

2.精神神经系统

神经过敏、易于激动、多言、焦虑、双手平举出现震颤。

3.消化系统

食欲亢进、多食、消瘦、大便次数增多。

4.心血管系统

心悸、脉压增大、心律失常,严重者可出现甲状腺功能亢进症性心脏病。

5.甲状腺肿

甲状腺肿有对称性、弥漫性、质地不等、触之无压痛。

6.眼征

有25%～50%的患者伴有眼征,其中突眼为重要而特异的体征之一。

(二)辅助检查及评估

(1)FT_3、FT_4升高。

(2)TSH降低。

(3)^{131}I摄碘率表现为总摄碘率增多,高峰前移。

(三)心理社会评估

患者可出现情绪改变,表现为敏感、急躁易怒、焦虑、处理日常生活事件能力下降,人际关系紧张。此外可由于甲状腺功能亢进症所致突眼、甲状腺肿大等外形改变,患者会产生自卑心理。部分老年人还可表现为抑郁、淡漠,重者可有自杀行为。

四、护理问题

(一)营养失调

低于机体需要量与基础代谢率增高、蛋白质分解加速有关。

(二)感知改变

有视觉丧失的危险与甲状腺功能亢进症所致浸润性突眼有关。

(三)个人应对无效

个人应对无效与甲状腺功能亢进症所致精神神经系统兴奋性增高、性格与情绪改变有关。

(四)潜在并发症

潜在并发症为甲状腺功能亢进症危象。

五、护理措施

(一)一般护理

护理人员应为患者创造一个安静、光线柔和刺激少的环境。

(二)饮食护理

护理患者时，应考虑到患者的高代谢状态，为了满足其高消耗，鼓励患者进食高热量、高蛋白、高维生素低碘饮食，提供足够热量和营养以补充消耗。成人每天总热量应在 12 552～14 644 kJ 以上，比正常人提高 50%～75%。蛋白质每天 1～2 g/kg，膳食中可以各种形式增加蛋类、奶类、瘦肉类等优质蛋白以纠正体内的负氮平衡。餐次以每天 6 餐或每天 3 餐间辅以点心为宜。主食应足量。每天饮水 2 000～3 000 mL，补偿因腹泻、大量出汗及呼吸加快引起的水分丢失，有心脏疾病者除外，以防水肿和心力衰竭。忌食生冷食物，减少食物中粗纤维的摄入，调味清淡可改善排便次数增多等消化道症状。慎用卷心菜、花椰菜、甘蓝等致甲状腺肿食物。

(三)用药护理

有效治疗可使体重增加，应指导患者按时按量规则服药，不可自行减量或停服。

(四)眼部护理

指导患者自我保护眼睛。

(1)戴墨镜防止强光与尘土刺激眼睛。

(2)睡眠时用抗菌药物眼膏并戴眼罩，以免角膜暴露而发生角膜炎。眼睑不能闭合者覆盖纱布或眼罩，将角膜、结膜损伤、感染和溃疡的可能性降至最低限度。

(3)使用单侧眼罩可减少复视。

(4)高枕、低盐饮食或辅以利尿剂可减轻球后水肿,减轻突眼。眼睛勿向上凝视,以免加剧眼球突出和诱发斜视。每天做眼球运动以锻炼眼肌,改善眼肌功能。

(5)使用0.5%甲基纤维素或0.5%氢化可的松对减轻刺激症状效果较好。

(6)指导患者定期眼科角膜检查以防角膜溃疡造成失明。

(五)心理护理

向患者解释情绪行为改变的原因,提高对疾病认知水平。观察患者情绪变化,与患者及其家属讨论行为改变的原因,使其理解敏感。急躁易怒等是甲状腺功能亢进症临床表现的一部分,可因治疗而得到改善,以减轻患者原有的因疾病而产生的压力,提高对疾病的认知水平。减少不良刺激,合理安排生活;保持居室安静和轻松的气氛,限制探视,避免外来刺激,满足患者基本生理及安全需要。忌饮酒、咖啡、浓茶,以减少环境和食物中对患者的不良刺激。帮助患者合理安排作息时间,白天适当活动,避免精神紧张和注意力过度集中,保证夜间充足睡眠。帮助患者处理突发事件,以平和、耐心的态度对待患者,建立相互信任的关系。与患者共同讨论控制情绪和减轻压力的方法,指导和帮助处理突发事件。

(六)甲状腺功能亢进症危象的护理

首先护士应知道甲状腺功能亢进症危象是甲状腺功能亢进症的病情严重表现,可危及患者生命。一旦患者出现症状加重、高热(可高达 40 ℃)、心动过速、大汗、腹痛、腹泻、甚至谵妄,应及时通知医师,配合进行抢救。

(1)遵医嘱用药降低血液循环中甲状腺激素的浓度:首选丙硫氧嘧啶。

(2)遵医嘱用药降低周围组织对甲状腺激素和儿茶酚胺的反应:β受体阻滞剂(普萘洛尔),儿茶酚胺耗竭剂(利血平),去甲肾上腺素释放阻滞剂(胍乙啶)。

(3)遵医嘱使用药物拮抗应激如氢化可的松。

(4)保证病室的安静,严格按规定的时间和剂量给药。

(5)密切观察患者的生命体征和意识状态并记录。如有高热可给予物理降温或药物降温。

(七)健康指导

(1)教育患者有关甲状腺功能亢进症的临床表现、治疗、饮食原则和要求以及眼睛的防护方法。

(2)上衣宜宽松,严禁用手挤压甲状腺,以免甲状腺受压后甲状腺激素分泌过多，加重病情。

(3)强调抗甲状腺药物长期服用的重要性，服用抗甲状腺药物者应每周查血常规一次。每天清晨卧床时自测脉搏，定期测量体重。脉搏减慢、体重增加是治疗有效的重要标志。

(4)每隔1～2个月门诊随访，做甲状腺功能测定。出现高热、恶心、呕吐、大汗淋漓、腹痛、腹泻、体重锐减、突眼加重等提示甲状腺功能亢进症危象可能的症状时，应及时就诊。掌握自我监测和自我护理的方法可有效地减低本病的复发率。

第二节 甲状腺功能减退症

一、定义

甲状腺功能减退症(简称甲减)是由于各种原因导致的低甲状腺激素血症或甲状腺激素抵抗而引起的全身性低代谢综合征，其病理特征是黏多糖在组织和皮肤堆积，表现多黏液性的水肿，导致机体的代谢和身体的各个系统功能减退而引起的临床综合征，是较常见的内分泌疾病。

二、疾病相关知识

(一)流行病

该病可在各种年龄发生，但大多数发病年龄在30～60岁；50岁以上发病率上升，以女性居多，约是男性的4倍。甲状腺功能减退症的患病率是1.0%，发病率为2.9‰。

(二)临床表现

1.成人型甲状腺功能减退症

面部表情淡漠、面颊及眼睑虚肿，疲乏，怕冷、厌食、腹胀、便秘，记忆力减退，心动过缓，肌无力。

2.幼年型甲状腺功能减退症

幼年型甲状腺功能减退症介于成人型和呆小病之间。重者可有黏液性水肿，智力低下，不同程度的侏儒。

3.呆小病

呆小病主要以智力和体格发育迟缓为特征。

(三)治疗

激素药物替代治疗。

三、专科评估与观察要点

(一)临床症状及评估

1.一般表现

有畏寒、少汗、少言懒动、动作缓慢、体温偏低、食欲减退而体重无明显减轻。典型黏液性水肿往往表情淡漠、面色苍白、眼睑水肿、皮肤干燥、发凉、增厚、毛发脱落。

2.行为、神经系统

疲乏无力、失去活力、记忆力减退、智力低下。

3.心血管系统

心动过缓,多为窦性。

4.消化系统

厌食、腹胀、便秘。

5.黏液性水肿昏迷

黏液性水肿昏迷见于病情危重者,诱发因素为寒冷、感染、手术和使用麻醉、镇静药物。临床表现为嗜睡、低温、呼吸减慢、心动过缓、血压下降、反射减弱或消失,甚至昏迷、休克,心、肾功能不全危及生命,一旦发生应尽早抢救。

(二)辅助检查及评估

(1)促甲状腺激素(TSH)升高。

(2)游离三碘甲腺素氨酸(FT_3)、血清游离甲状腺素(FT_4)降低。

(3)^{131}I摄碘率表现低平。

(三)心理社会评估

抑郁和躁狂是患者寻求医疗帮助的主要原因。甲状腺功能减退症影响患者注意力、记忆力,患者可由于昏睡、情感淡漠或嗜睡而不能识别自身状况。

四、护理问题

(一)心排血量下降

其与心动过缓有关。

(二)思维过程的改变

其与肠道水肿增加和水潴留有关。

(三)皮肤完整性受损

其与营养状况改变和低体温有关。

(四)营养失调

低于机体需要量与代谢率降低、厌食、贫血有关。

(五)活动无耐力

其与疲倦、软弱无力、反应迟钝有关。

(六)体温过低

其与代谢下降有关。

(七)知识缺乏

缺乏病情、诊断和治疗方面的知识有关。

(八)体液过多

其与组织间隙堆积大量多糖类并引起水肿有关。

(九)保护能力改变

其与甲状腺激素缺乏、蛋白质功能障碍有关。

(十)便秘

其与肠蠕动减慢活动量减少有关。

(十一)社交障碍

其与甲状腺激素分泌不足致精神情绪改变或反应迟钝、冷漠有关。

(十二)潜在并发症

潜在并发症为黏液性水肿、甲状腺功能减退症性危象。

五、护理措施

(一)一般护理

(1)评估血压、心率、窦性心律、脉搏、呼吸频率和呼吸音。

(2)避免寒冷环境，提高室温，增加被服，避免穿堂风。因寒冷能增加代谢率，增加心脏负荷。

(3)改变活动与休息的时间规律。当患者有呼吸困难、胸痛、心悸或晕厥的情况时，应及时汇报，因为这些是心脏应激的症状。

(二)饮食护理

(1)进高蛋白、低热量、低钠饮食。

(2)注意食物的色、味、香，以促进患者的饮食。

(3)鼓励患者少量多餐，注意选择合适的进食环境。

(三)养成正常的排便习惯

(1)鼓励患者适当多运动，可做腹部按摩以刺激肠蠕动、刺激排便。

(2)鼓励患者每天的液体摄入量在 2 000 mL，可以根据患者的个人喜好和习惯安排摄入液体的种类和时间。

(3)食物中注意纤维素的补充(如菠菜、糙米等)。

(4)必要时遵医嘱给予缓泻剂，观察并记录患者的排便情况。

(四)皮肤护理

(1)监测患者皮肤情况，包括有无发红、水肿、损伤，对于长期卧床患者可用压疮危险评估量表判断患者发生皮肤损伤的危险。

(2)指导和协助患者卧床时定时翻身，每 2 小时更换体位，教育并协助患者进行关节活动练习。

(3)协助患者保持皮肤完整性，沐浴时动作轻柔，浴后保持皮肤干燥。

(4)宣教患者使用不含酒精的皮肤油剂和乳液，以免刺激皮肤。

(五)提高患者的自我照顾能力

(1)鼓励患者有简单完成到逐渐增加活动量。

(2)协助督促患者完成患者的生活护理。

(3)让患者参加活动，并提高活动的兴趣。

(4)提供安全的场所，避免碰撞伤的发生。

(六)预防黏液性水肿性昏迷(甲状腺功能减退症危象)

(1)密切观察甲状腺功能减退症危象的症状：严重的黏液水肿、低血压、脉搏减慢、呼吸减弱、体温过低，电解质紊乱，血钠低，痉挛，昏迷。

(2)避免过多的刺激，如寒冷、感染、创伤。

(3)谨慎使用药物，避免镇静药安眠剂使用过量。

(4)甲状腺功能减退症危象的护理：定时进行动脉血气分析，注意保暖，但不宜做加温处理。详细记录出入量。遵医嘱给予甲状腺激素及糖皮质激素。

（七）用药护理

（1）用药前护士应回顾患者的病史，评估是否能够安全用药。

（2）年龄和性别：使用受体阻滞剂或洋地黄类药物的老年患者长期使用甲状腺激素可发生毒性反应；绝经女性使用可使骨密度下降，易发生骨折；对于使用甲状腺激素的儿童，需观察其生长发育，因其对激素的毒性作用更加敏感；妊娠期女性，在怀孕期间剂量逐渐增加，甲状腺激素缺乏可影响胎儿的神经系统发育。

（3）生活方式、饮食、习惯和环境：护士应评估患者适应长期服药的能力。

（八）心理护理

（1）多与患者交流，选择患者感兴趣的话题。

（2）鼓励患者参加娱乐活动，调动参加活动的积极性。

（3）安排患者听轻松愉快的音乐，使其心情愉快。

（4）嘱患者家属多探视、多关心患者，使患者感到温暖和关怀，以增强其信心。

（5）给患者安排社交活动的时间，减轻患者的孤独感。

（九）健康指导

让患者正确认识疾病，了解终身替代治疗时治疗本病的唯一有效方法。了解药物作用及不良反应，要遵医嘱坚持服药，定期复查，不可自行停药，告诉患者如果遇手术、创伤、感染时，及时告知医师，调整用药剂量。平时不可随便使用安眠、镇静类药物，以免发生意外。并告知家庭成员注意家庭安全对患者的影响。

第三节　肾上腺皮质增多症

一、定义

库欣综合征又称皮质醇增多症，系由多种原因引起肾上腺皮质分泌过多的糖皮质激素（主要是皮质醇）所致。

二、疾病相关知识

(一)流行病

本病多见于女性,男女比为1∶(2～3),以20～40岁居多,约占2/3。

(二)临床表现

外貌(向心性肥胖、满月脸、紫纹,多血质貌,痤疮),高血压及低血钾,骨质疏松,类固醇性糖尿病。

(三)治疗

手术治疗、放射治疗、药物治疗。

三、专科评估与观察要点

(一)临床症状及评估

(1)向心性肥胖:多为轻至中度肥胖,极少有重度肥胖。有满月脸、水牛背、悬垂腹和锁骨上窝脂肪垫等临床表现。

(2)糖尿病和糖耐量减低。

(3)负氮平衡引起的表现:肌肉萎缩无力、皮肤菲薄、宽大紫纹、毛细血管脆性增加、严重骨质疏松,伤口不易愈合。

(4)高血压和低血钾。

(5)生长发育障碍。

(6)精神症状:欣快感、失眠、注意力不集中、情绪不稳定。

(7)易有感染。

(二)辅助检查及评估

(1)血皮质醇测定:昼夜节律消失、水平升高。

(2)小剂量地塞米松抑制试验是确定是否为库欣综合征的必要试验。

(3)影像学检查:肾上腺CT及B超为首选。

(三)心理社会评估

皮质醇分泌增多可引起患者体型改变,精神症状的产生如易激动、焦虑、妄想、抑郁、失眠、情绪失控,甚至自杀。因此在评估患者心理时应注意精神状况的评估。

四、护理问题

(一)体液过多

其与激素异常分泌致钠水潴留有关。

(二)营养失调

高于机体需要量与摄入过多有关。

(三)部分自理能力缺陷

其与蛋白质分解过多、肌肉萎缩有关。

(四)有受伤的危险

其与骨质疏松有关。

(五)自我形象紊乱

其与激素异常分泌导致体形改变有关。

(六)睡眠型态紊乱

其与血清皮质醇含量高引起的神经兴奋有关。

(七)活动无耐力

其与代谢紊乱、肌肉萎缩有关。

(八)有感染的危险

其与皮质醇增多导致机体免疫力下降有关。

五、护理措施

(一)病情观察

每天测量体重及身高,监测精神状态、出入量、血压、心率、血糖及电解质(女性应注意月经情况)。如有变化通知医师及时处理。

(二)饮食与运动

给予患者高蛋白、高维生素、高钙、低钠、低脂饮食及含钾较高食品,如菠菜、芹菜、红萝卜、南瓜、柠檬、橘子、香蕉等;如患者合并糖尿病时可给予糖尿病膳食。根据每天出入量控制水分摄入。鼓励患者适当活动,以增加生活自理能力及延缓肌肉萎缩,但应注意量力而行和循序渐进,水肿下肢可适当抬高,以利回流。

(三)皮肤护理,预防感染发生

保证无菌操作,动作应轻稳,避免碰伤皮肤;皮疹及皱褶部位每天用清水清洗,保持干燥,勿用刺激性化妆品及肥皂,保持床单位清洁无渣;保持口腔、会阴及肛门处清洁卫生;注意保暖;病房定期消毒。

(四)安全护理

防止摔伤,嘱其穿着宽松柔软衣裤。患者出现烦躁不安、异常兴奋、抑郁等异常精神状况时应严加看护,嘱家属陪伴,防止坠床,加用床挡,必要时应用于约束带。在患者周围不放置危险物品。避免刺激性言行。

(五)心理护理

评估患者情绪状况,由于疾病致外貌改变,易使患者出现悲观情绪,应多丁患者接触,鼓励其表达自身感受,讲解体内激素水平正常后症状可消失。教会患者改善身体外观方法,如衣着合体及恰当修饰,并可鼓励其参与正常社交活动。

(六)用药护理

严格遵医嘱给药。同时测量患者血压,观察水肿的情况、血糖、体重及出入量、体温,指导患者活动不可剧烈,防止病理性骨折发生。向患者宣教按时服药的重要性。

(七)健康教育

(1)指导患者了解正确服用药物的重要性,能够遵医嘱服用药物,识别药物的不良反应。

(2)与患者共同讨论规律长期的药物治疗,是确保治疗效果的基础。

(3)教给患者控制情绪的方法。

第四节　肾上腺皮质减退症

一、定义

肾上腺皮质减退症是由于体内促肾上腺皮质激素分泌不足、下丘脑-垂体功能紊乱或肾上腺完全或部分受损引起的肾上腺激素分泌减少的一种疾病。

二、疾病相关知识

(一)流行病

患者以中年及青年为多，年龄大多在20～50岁，男女患病率几乎相等，原因不明者以女性居多。

(二)临床表现

皮肤、黏膜色素沉着，乏力，心血管症状，消化道紊乱，低血糖症状，体重进行性下降，神经系统症状，性功能紊乱，长期激素分泌不足，抵抗力下降。

(三)治疗

激素替代治疗和病因治疗。

三、专科评估与观察要点

(一)临床症状及评估

(1)循环系统：可出现直立性低血压、头晕、眼花、体温过低、休克、低血钠。

(2)出现食欲减退、消化不良、体重下降、喜咸食。

(3)乏力消瘦，是本病早期表现之一。

(4)低血糖。

(5)抵抗力下降。

(6)肾功能减退：患者夜尿增多，对水负荷的排泄能力减弱，大量饮水后可出现稀释性低钠血症。

(7)肾上腺危象：本病因感染、创伤、手术、分娩、大量出汗、失水、高热、劳累、骤停激素治疗或结核恶化而诱发危象。表现为原有症状加重，可有高热、呕吐、腹痛、腹泻、失水、血压降低、心率增快、脉搏细弱、呈周围循环衰竭状况。神志模糊，甚至昏迷。

(二)辅助检查及评估

(1)血浆皮质醇基础值测定≤82.8 mmol/L，可确诊肾上腺皮质减退症。

(2)血清电解质：低血钠、高血钾，后者一般不重。

(3)血浆基础促肾上腺皮质激素测定，可明显升高。

(三)心理社会评估

由于肾上腺皮质激素缺乏，患者中枢神经系统处于抑郁状态，因此易产生情绪低落、抑郁淡漠、注意力不集中、失眠。有时因低血糖而发生神经精神症状，严重者甚至昏迷。

四、护理问题

(一)体液不足

由于醛固酮分泌减少,保钠排钾功能减低,致低血钠、高血钾及代谢性酸中毒。

(二)心排血量减少

其与疾病所致肾上腺皮质激素分泌减少有关。

(三)营养不良

低于机体需要量与胃肠道症状严重,常出现恶心、呕吐、食欲缺乏、消瘦、腹痛、腹泻有关。

(四)活动无耐力

其与代谢改变、电解质失衡、营养不良有关。

(五)焦虑

其与皮质醇减少对神经系统的作用及皮肤外观改变对心理的作用有关。

(六)有感染的危险

其与机体对应激的抵抗力降低有关。

(七)自我形象紊乱

其与脱发和色素沉着有关。

(八)潜在并发症

肾上腺危象。

五、护理措施

(一)一般护理

(1)鼓励患者进食高糖、高蛋白、高钠饮食,每天摄钠应为 8～10 g,含钠高的食物有咸肉、酱油、泡菜、午餐肉罐头、含钠味精等罐头食品;含钠中等量的食物包括蛋类、牛乳、番茄汁、饼干等。

(2)嘱患者充分休息,避免远距离活动,防止低血压、晕厥等意外的发生。

(3)限制陪伴探视,避免患者过度劳累即增加感染的机会。

(二)心理护理

因病程长、服药久、精神抑郁,加之疲乏无力,生活上需要关心照顾,精神上需给予支持。应鼓励患者接受外观改变,积极配合药物治疗,树立战胜疾病的信心。

(三)病情观察

(1)护理人员应通过严密监测生命体征可及时发现体液不足的征象,如低血压、心动过速和呼吸急促。

(2)注意观察患者的精神状态,看患者是否有淡漠、嗜睡、神志不清等症状出现;观察患者是否有口渴的感觉,皮肤弹性、体重及血压的变化;观察是否有肾上腺危象的发生,包括有无恶心、呕吐、腹泻、腹痛,有无发热或体温过低,有无嗜睡,有无血压下降或休克。

(3)一旦发现肾上腺危象,应立即与医师联系并积极配合治疗,防止发生生命危险。

(四)预防并发症

主要预防肾上腺危象的发生。应遵医嘱按时服药,不能自行中断。应避免一切应激因素的发生。一旦出现压力增加、感染、外伤的情况,应增加服药剂量。身体不适应尽早就医。

(五)肾上腺危象的护理

肾上腺皮质功能减退危象为内科急症,应积极抢救。

(1)遵医嘱补液:第 1～2 天应迅速静脉滴注葡萄糖或生理盐水 2 000～3 000 mL。

(2)立即静脉滴注磷酸氢化可的松或琥珀酸氢化可的松 100 mg,以后每6 小时加入补液中静脉滴注 100 mg,最初 24 小时总量可给 400 mg,第 2～3 天可减至 300 mg 分次滴注。如病情好转,逐渐减至每天 100～200 mg。经以上治疗,在 7 天后可恢复到平时的替代治疗。

(3)积极治疗感染及其他诱因:对发生肾上腺危象的患者,嘱其绝对卧床,遵医嘱迅速及时进行静脉穿刺并保证静脉通路通畅,正确加入各种药物,如补充激素、补液治疗,对有消化道症状的患者遵医嘱予药物控制症状。

(4)准备好抢救物品。

(5)做好出入量的记录,警惕肾功能不全。

(6)按时正确留取各种标本。鼓励患者饮水并补充盐分,进食高钠低钾饮食。

(7)昏迷患者及脱水严重的患者可通过胃管进行胃肠道补液,并按昏迷常规护理。

(8)在使用激素治疗过程中,应注意观察患者有无面部及全身皮肤发红,及有无激素所导致的精神症状等出现。

(六)健康指导

(1)避免感染、外伤等一切应激因素的刺激。

(2)保持情绪稳定,避免压力过大。

(3)正确服药,避免中断及剂量错误,教会患者根据病情调整用药。

(4)教会患者自我观察,如有不适应尽早就医。

(5)避免直接暴露于阳光下,以防色素加深。

(6)外出时随身携带病情识别卡,以便遇意外事故时能得到及时处理。

(7)定期门诊随诊。

(8)在遇分娩、手术、特殊治疗时应向医师说明患者有本病的事实,以利于医师治疗时正确用药,防止危象发生。

第五节　糖尿病

一、定义

糖尿病是一组以慢性葡萄糖(简称血糖)水平增高为特征的代谢性疾病,是由于胰岛素分泌不足和(或)作用缺陷所引起。长期碳水化合物以及脂肪、蛋白质代谢紊乱可引起多系统损坏,导致眼、肾、神经、心脏、血管等组织器官的慢性进行性病变、功能减退及衰竭;病情严重或应激时可发生急性严重代谢紊乱。

二、疾病相关知识

(一)流行病学特征

WHO 报道,目前全世界约有糖尿病患者 3.66 亿,预测 2025 年将上升到 4 亿。我国糖尿病患病率从 20 世纪 80 年代至今增加了 5～6 倍,预计糖尿病患者约有 3 千万。

（二）临床表现

典型临床表现有多饮、多尿、多食、烦渴、疲乏、体重减轻、虚弱等特征。

（三）治疗

饮食治疗、运动治疗、药物治疗、自我监测、健康教育。

（四）预后

规范治疗，可以正常生活；反之，生活质量降低，寿命缩短，病死率增高。

三、专科评估与观察要点

（一）临床症状及评估

（1）“三多”症状：多尿、多饮、多食。

（2）善食多饥。

（3）疲乏、体重减轻、虚弱。

（4）急性并发症：糖尿病酮症酸中毒、糖尿病高渗昏迷、乳酸酸中毒昏迷。

（5）慢性并发症：长期高血糖导致全身大小血管病变。

（二）辅助检查及评估

1.血糖测定

糖尿病诊断的重要方法。①糖尿病症状加任意时间血浆葡萄糖水平≥11.1 mmol/L。②口服葡萄糖耐量试验：空腹血糖≥7.0 mmol/L，餐后2小时血糖≥11.1 mmol/L。

2.糖化血红蛋白

可反映过去8～12周血糖控制的情况。

3.胰岛素释放试验

做法同葡萄糖耐量试验。空腹胰岛素5～20 mU/L，餐后1小时为基础值的5～10倍。

（三）心理社会评估

本病为终身疾病，漫长的病程及多器官、多组织结构功能障碍对患者身心产生的压力易使患者产生焦虑、抑郁等情绪，对疾病缺乏信心。社会环境如患者的亲属、同事等对患者的支持是关系到患者是否能适应慢性疾病的重要影响因素，应予以评估。

四、护理问题

(一)营养失调

低于机体需要量与体内糖、脂肪、蛋白质代谢紊乱有关。

(二)有皮肤完整性受损的危险

其与皮肤营养不良、感觉障碍有关。

(三)有感染的危险

其与机体抵抗力降低、高血糖有关。

(四)知识缺乏

其与未接受相关健康知识教育有关。

五、护理措施

(一)一般护理

护士应了解糖尿病患者的诊断和治疗计划,根据计划对患者进行相关检查、治疗、护理、健康宣教,制定相应的护理措施。

(二)饮食护理

糖尿病饮食治疗的原则如下。

(1)控制体重在理想范围内。

(2)单独或配合药物治疗获得理想的代谢控制(包括血糖、血脂、血压),有利于糖尿病慢性并发症的预防。

(3)饮食治疗个体化。制定饮食计划时,在考虑饮食治疗的一般原则的基础上,还注意考虑糖尿病的类型、生活方式、文化背景、社会经济地位、是否肥胖、治疗情况、并发症和个人饮食的喜好。指导患者使用现在较多采用的食物交换分类法,将食物分为谷类、奶类、肉类、脂肪、水果和蔬菜,同类食物以每份334.72 kJ(90 kcal)热量为单位进行交换。非同类食物之间不能互换。避免摄入浓缩的糖类和高脂饮食。①对于年轻的1型糖尿病患者,供应合适的能量和营养来确保正常的生长和发育,根据个人的自身情况(胰岛素注射量、每天活动量等)规律饮食,注意进餐时间与胰岛素注射时间的关系,坚持定时进餐。②对于年轻的2型糖尿病患者,供应合适的能量和营养来正常的生长和发育,减少胰岛素抵抗,帮助患者养成良好的饮食习惯,并使饮食治疗和药物治疗、运动得到良好的配合。③对于妊娠和哺乳期女性,供应合适的能量和营养来确保胎儿正常的生长和发育并使代谢得到良好的控制。④对于老年糖尿病患者，供应合适的能量和营养并要考虑到社会心理因素。⑤对于使用胰岛素和促胰岛素分泌剂者，通过教育患者掌握糖尿病自我管理的技巧，减少或防止低血糖（包括运动后低血糖）发生的危险性。

（4）护士应通过评估患者性别、年龄、身高、体重，计算出理想体重，参照理想体重的活动强度、工作性质并参照其原来生活习惯等计算每天所需总热量，儿童、孕妇、乳母、营养不良者或消耗性疾病者应酌情增加，肥胖者酌减，使患者体重恢复至理想体重的5%左右。

（5）食物种类原则上与正常人膳食相同，除少食单糖、甜食及油腻外，无特殊禁忌。但应注意增加维生素的摄入，有高血压患者应限制食盐的量，妊娠、高脂血症及有神经病变者应戒烟，饮酒量宜少。膳食总热量的20%～30%应来自脂肪。

（6）避免进食延迟或提早或不定量进餐。固定每天的活动量，保证血糖稳定，并使饮食治疗和胰岛素治疗得到良好的配合。

（7）糖类所供应的热量应占总热量的55%～65%，应鼓励患者多摄入复合糖类及富含可溶性食物维生素的糖类和富含纤维素的蔬菜。

（8）限制饮酒，特别是肥胖、高血压和（或）高三脂的患者。酒精可引起应用促胰岛素分泌剂或胰岛素治疗的患者出现的低血糖。

（9）可用无热量非营养性甜味剂。

（10）2型糖尿病一般伴有高血压，过多摄入钠盐不利于高血压的防治。一般建议每天摄入钠盐5～6 g，不应超过6 g。

（11）妊娠的糖尿病患者应注意叶酸的补充以防止新生儿缺陷。钙的摄入量应保证1 000～1 500 mg/d，以减少发生骨质疏松的危险性。

（三）运动治疗的护理

（1）运动治疗的原则是适量、经常性和个体化。运动计划的制定要在医务人员的指导下进行。以保持健康为目的的体力活动为每天至少30分钟中等强度的活动，如慢跑、快走、骑自行车、游泳等，但是运动项目要和患者的年龄、健康状况、社会、经济、文化背景相适应，即运动的项目和运动量要个体化。

（2）护士应指导患者在血糖控制稳定（血糖<15 mmol/L）的情况下，可进行低到中等强度的运动，降低血糖的水平，指导患者进行有规律、适量运动，既能够降低血糖又可控制或减少体重，提高体内的高密度脂蛋白，但最好根据具体情况选择有氧运动，避免剧烈运动、时间过长。由于运动后血糖下降可持续约48小

时，因此，对于使用磺脲类降糖药和胰岛素进行治疗的患者应在运动前进行适量加餐，以防运动过程中或运动后出现低血糖。

(3)护士在鼓励患者进行运动的同时，应向患者解释过度的运动会引起体内升糖激素的分泌，引起血糖升高，因此应指导患者进行合理强度、合理时间的活动。对于过度运动后血糖升高的患者，嘱患者适当增加饮水量，同时应通知医师，遵医嘱给予处理。若患者在家中，出现运动后血糖升高，切勿自行注射胰岛素或服用降糖药，应及时就医。

(4)运动与糖尿病的并发症，中等强度到高强度的运动有加重潜在心血管、神经系统、肾脏疾病的危险性，尤其是出现糖尿病并发症的患者。因此，护士应对患者进行运动前的评估，指导患者进行安全的运动。

(四)血糖监测

护士遵医嘱测量患者的空腹、三餐后及睡前血糖，同时应观察患者体重、出入量变化。定期监测糖化血红蛋白、电解质以及肝肾功能，视力有无变化，指导患者学会使用血糖仪，进行自我检测并记录，预防慢性并发症的发生。

(五)药物治疗

药物治疗是糖尿病治疗的最关键手段，应根据患者的具体情况选择。

1.胰岛素治疗

胰岛素是1型糖尿病治疗的用药，也可用于其他类型糖尿病，并具有防治急性并发症、提高抵抗力、防治各种感染、改善营养、促进青少年生长等作用。

2.胰岛素的注射

(1)给药前：应评估给药的目的，餐前常规给药还是临时降血糖治疗，因此护士在为患者注射胰岛素前应了解患者血糖状况。对于血糖不高，低于正常血糖范围(4.4～6.7 mmol/L)时，应通知医师，看是否需要调整剂量，以免患者出现低血糖。

(2)给药：①途径，所有胰岛素都可通过皮下注射。正规胰岛素在40 U/mL、100 U/mL时可采用皮下注射。400 U/mL的胰岛素能皮下和静脉注射。②皮下注射准备，常规短效胰岛素为清亮溶液，如发现溶液有混浊、变色、出现沉淀则不应再使用；中效和长效以及预混胰岛素为悬浊液，用注射器抽吸前应于掌间轻轻滚动摇匀，切忌剧烈震动，以免出现泡沫，如果发现混合后仍有颗粒或团块不应再使用。③注射部位的选择，胰岛素的注射部位为皮下组织，如上臂、臀部、腹部，避开脐周5 cm、大腿前外侧皮下组织丰富的部位。安静状态注射后腹部吸收最快，上臂次之，臀部最慢，运动时，四肢吸收最快，因此如患者进行运动，不选择四肢注射，以免发生药物吸收过快而引起低血糖反应。④胰岛素的混合，根据不同的选择，常规短效胰岛素可以和任何类型胰岛素混合；低精蛋白锌胰岛素只能和常规短效胰岛素混合，且混合抽吸后应摇匀后注射。在进行抽吸时应先向短效胰岛素内注射需要抽吸的等量的空气，先抽吸中效或长效胰岛素，再抽吸需要量的短效胰岛素。⑤胰岛素的贮存，未启封的胰岛素应在 2～8 ℃冷藏保存；胰岛素制剂在常温下可贮存 1 个月，但需避光。

(3)健康教育：为了安全成功的使用胰岛素，必须对患者及其家属进行指导，包括胰岛素的使用目的、注射方法、保存、不良反应(低血糖、体重增加等)，使用胰岛素期间严格监测血糖等。

3.口服降糖药用药

(1)给药前：需评估药物治疗的目的，如磺脲类降糖药是 2 型糖尿病在限制摄入量和运动上控制血糖的药物，α-葡萄糖苷酶可更好地降低餐后血糖；双胍类降糖药适用于肥胖及轻型患者。

(2)给药：①指导患者应遵医嘱按时口服，对于需要餐前、餐中、餐后服用的药物需要进行说明。②指导患者安全用药，对于使用药物治疗的患者，护士在指导患者正确服药的同时，鼓励患者通过运动和控制饮食配合药物治疗。③不良反应的观察，告知患者低血糖症状(心悸、饥饿感、出汗、疲劳等)，严重者需口服或静脉注射葡萄糖。④妊娠和哺乳期女性应停止口服药物降糖治疗，以免药物代谢后通过胎盘和乳汁进入胎儿或婴儿体内。⑤对同时服用保泰松、水杨酸钠、磺胺类、吲哚美辛、双香豆素等药物中可使药物浓度升高，引起低血糖反应；大量饮酒、雷尼替丁、西咪替丁能增强磺胺类低血糖反应。⑥连续服用避孕药、糖皮质激素、吩噻嗪和噻嗪类利尿药等均能拮抗磺脲类药物的降糖效果，可发生高血糖，服药期间应监测血糖。

(六)并发症的护理

1.低血糖的护理

使用磺脲类降糖药或胰岛素治疗的糖尿病患者，要注意观察其无发生低血糖的症状。当患者主诉心慌、饥饿、乏力、视物模糊，观察患者全身大汗时应及时测血糖，血糖≤3.9 mmol/L 嘱清醒患者进食糖量高的饮料或糖水，数分钟后可缓解并监测血糖。当患者血糖低于 2.8 mmol/L 时，不能配合进食，应通知医师，遵医嘱予 50%葡萄糖溶液静脉注射，注意观察患者意识状况，监测血糖直至正常。对于外出活动的患者，嘱其进行活动前可少量加餐、避免空腹运动、随身携带糖果等,发生突然的低血糖可及时处理。

注意:单服拜糖平一般不会发生低血糖,如果同其他降糖药同服产生了低血糖,必须使用葡萄糖救治。因拜糖平是a葡萄糖苷酶抑制剂,具有延缓消化道对糖的吸收,主要降餐后血糖作用,所以拜糖平一定要和饭同时吃才能起到降糖的作用。

2.预防感染

指导、协助患者保持口腔、皮肤、会阴等部位的清洁卫生,防止发生外伤。预防感冒,如出现感冒、外伤等情况及时就医,不可自行在家中处理,以免病情恶化。

3.足部护理

定期检查足部皮肤,及早发现鸡眼、胼胝、皲裂、水疱、擦伤等,鞋袜不宜过紧。每晚用温水浸泡双脚,时间不宜过长,避免浸软皮肤,保持趾间干燥,避免足部受热伤害和化学品的损伤。

4.糖尿病眼部护理

当患者出现视物模糊,应降低运动量,避免运动过量、血压升高,引起眼底出血。保持排便通畅,以免用力时导致视网膜脱离。此外,还需生活中的协助和安全护理,以防意外。

5.糖尿病酮症酸中毒的护理

患者出现原有糖尿病症状加重、软弱无力、极度口渴、尿量增多伴食欲缺乏、呕吐、头痛及意识改变等表现时应警惕酮症酸中毒的发生。应及时监测血糖,并通知医师,确定患者出现酮症酸中毒时应:准确执行医嘱,确保液体和胰岛素的输入。液体输入量应在规定的时间内完成,胰岛素用量必须准确及时。患者绝对卧床休息,注意保暖,预防压疮和继发感染,昏迷者按昏迷护理常规护理。严密观察和记录患者神志状态、瞳孔大小和对光反射、呼吸、血压、脉搏、心率及每天出入液量等变化。治疗过程中,需每1~2小时留取标本送检尿糖、尿酮、血糖。血酮、血钾、血钠、二氧化碳结合力。

(七)指导患者进行自我检测

向患者解释糖尿病是体内糖、蛋白质、脂肪代谢紊乱性疾病,所有并发症均源自此病,因此在进行自我监测时,不能仅仅只是控制血糖。

(八)健康指导

(1)认识糖尿病是一终身疾病,目前尚不能根治,必须终身治疗。

(2)指导患者了解饮食治疗在控制病情、防止并发症中的重要作用,掌握饮食治疗的具体要求和措施,并长期坚持。

(3)使患者了解体育锻炼在治疗中的意义,掌握体育锻炼的具体方法、不良反应及注意事项,特别是运动时鞋袜要适合,以防足部损伤;外出时随身携带甜食和病情卡以备急需;运动中如感到头晕、无力、出汗应立即停止运动。

(4)指导患者了解情绪、精神压力对疾病的影响,指导患者正确处理疾病所致生活压力。

(5)教患者学会正确注射胰岛素,了解降糖药物的作用、不良反应及使用注意事项。

(6)教会患者自我监测的方法,血糖仪的正确使用,同时让患者了解血糖测定的结果意义及其评价。

(7)向患者讲解生活规律,戒烟酒,注意个人卫生,每天做好足部的护理,预防各种感染的重要性。

(8)嘱患者出院后定期复诊。复查内容包括糖化血红蛋白、尿蛋白、血脂、血压、眼底等以了解病情控制情况,及时调整用药剂量。每年定期全身检查,尽早防止慢性并发症的发生与进展。

参考文献

[1] 彭德飞.临床危重症诊疗与护理[M].青岛:中国海洋大学出版社,2020.

[2] 罗柱文.临床急危重症诊治与护理[M].北京:中国纺织出版社,2020.

[3] 何兰燕,魏志明.急危重症护理学[M].北京:人民卫生出版社,2020.

[4] 曾谷清,卢中秋,汤珺.外科护理学[M].长沙:中南大学出版社,2020.

[5] 唐少兰.急危重症护理技术[M].北京:人民卫生出版社,2020.

[6] 蔡学联.成人重症护理专科实践[M].北京:人民卫生出版社,2020.

[7] 陈朔晖,诸纪华.儿童重症护理专科实践[M].北京:人民卫生出版社,2020.

[8] 胡少华,刘卫华.新型冠状病毒肺炎重症护理手册[M].合肥:安徽大学出版社,2020.

[9] 陈海英,李彩霞.急危重症护理案例解析[M].石家庄:河北科学技术出版社,2020.

[10] 张玲娟,张雅丽,皮红英.实用老年护理全书[M].上海:上海科学技术出版社,2019.

[11] 单既利,王广军,肖芳.实用儿科诊疗护理[M].青岛:中国海洋大学出版社,2019.

[12] 王亚平,孙洋.儿科疾病观察与护理技能[M].北京:中国医药科技出版社,2019.

[13] 李代强.儿科护理[M].北京:人民卫生出版社,2019.

[14] 郭传娟.儿科护理[M].北京:科学出版社,2019.

[15] 兰萌,王凤荣.儿科护理[M].北京:中国协和医科大学出版社,2019.

[16] 徐德保,唐云红.神经外科护理查房[M].北京:化学工业出版社,2020.

[17] 郑伟,赵久华.老年护理[M].长沙:中南大学出版社,2019.

[18] 潘彦彦,程东阳.老年护理[M].上海:同济大学出版社,2019.

[19] 任艳萍,喻志英.老年护理[M].成都:西南交通大学出版社,2019.
[20] 李晓乾.老年护理实训指导[M].北京/西安:世界图书出版公司,2019.
[21] 马秀芬,王婧.内科护理[M].北京:人民卫生出版社,2020.
[22] 刘杰,吕云玲.内科护理[M].北京:人民卫生出版社,2020.
[23] 时均燕.内科护理理论与实践[M].成都:四川科学技术出版社,2020.
[24] 陶子荣,戴玉.神经内科护理查房[M].北京:化学工业出版社,2020.
[25] 傅晓君.普外科护理查房案例精选[M].杭州:浙江大学出版社,2020.
[26] 狄树亭,万紫旭.应用技能型规划教材急危重症护理[M].北京:人民卫生出版社,2020.
[27] 阎辉.临床急重症救治与护理[M].成都:四川科学技术出版社,2020.
[28] 杨杰.现代临床专科护理新进展[M].开封:河南大学出版社,2020.
[29] 米树文,王锡娟.外科护理学[M].长沙:中南大学出版社,2020.
[30] 张金兰.实用临床肿瘤护理[M].沈阳:沈阳出版社,2020.
[31] 何爱莲,徐晓霞.肿瘤放射治疗护理[M].郑州:河南科学技术出版社,2020.
[32] 周忠蜀.新生儿与婴儿护理指南[M].北京:中国轻工业出版社,2020.
[33] 王洁,张春花.新生儿常用护理操作技术[M].北京:中国大百科全书出版社,2020.
[34] 杨佳丽,张琦.护理学生情绪管理能力研究进展[J].国际护理学杂志,2020,39(8):1531-1533.
[35] 宗胜蓝,陈佳慧.中美老年护理学教材的比较研究[J].护理学报,2020,27(13):15-17.
[36] 王光珏.基于整体护理目标的内科护理教学改革[J].中国校外教育,2020(18):81-82.
[37] 周映虹,李春霞,郑爱娇.老年人老年护理服务需求相关影响因素分析[J].安徽卫生职业技术学院学报,2020,19(2):153-154.
[38] 高磊.探究呼吸内科护理风险的特点和防范[J].中外女性健康研究,2020(7):124-125.
[39] 林莺,林洋苏,林晓佳.神经内科护理工作中压力源调查及其对策[J].医药前沿,2020,10(1):170-171.
[40] 米桂平.普外科护理教学管理的探讨[J].中国卫生产业,2020,17(8):144-146.